营养与健康专家谈

沈军　张立实　主编

四川科学技术出版社

图书在版编目（CIP）数据

营养与健康专家谈 / 沈军，张立实主编． -- 成都：
四川科学技术出版社，2022.7(2024.11重印)

ISBN 978-7-5727-0576-2

Ⅰ.①营… Ⅱ.①沈… ②张… Ⅲ.①膳食营养—关
系—健康 Ⅳ.① R151.4

中国版本图书馆 CIP 数据核字 (2022) 第 099291 号

营养与健康专家谈
YINGYANG YU JIANKANG ZHUANJIA TAN

主　编　沈　军　张立实

出 品 人　程佳月
责任编辑　杨晓黎
特约编辑　李　栎
助理编辑　万亭君
责任校对　李　佳
责任出版　欧晓春
责任印制　张　露
出版发行　四川科学技术出版社
　　　　　成都市锦江区工业园区三色路 238 号 1 栋 1 单元　邮政编码 610023
　　　　　官方微博：http://e.weibo.com/sckjcbs
　　　　　官方微信公众号：sckjcbs
　　　　　传真：028-86361756
成品尺寸　170 mm×240 mm
印　　张　12　　字数　173 千
印　　刷　四川嘉乐印务有限公司
版　　次　2022 年 8 月第一版
印　　次　2024 年 11 月第二次印刷
定　　价　68.80 元
ISBN 978-7-5727-0576-2

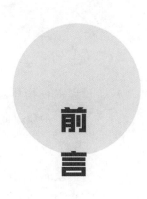

前言

健康中国，营养先行。

随着社会的发展，生活水平的不断提高，人们追求更高品质的生活，对健康越来越关注。然而，社会上流传着各种的营养知识，让人们很难分辨真假，伪科学常常误导人民群众，影响人们的健康生活。

健康是人生的基石，营养是健康的基石，营养与健康的关系十分密切。为提高广大群众对营养与健康关系的认识，指导科学健康的饮食，维持和促进身体健康，自2016年开始，四川科技报社与四川省营养学会组织四川大学华西医院、四川大学华西第二医院、四川大学华西公共卫生学院、四川省人民医院、北京大学公共卫生学院、西部战区总医院（原成都军区总医院）、河北医科大学第三医院、四川省妇幼保健院、中国农业大学、成都市第一人民医院等单位的40余位专家撰写了近100篇关于营养与健康的科普文章，并在《四川科技报》"营养与健康"栏目刊发。文章主要从未成年人营养、科学孕育、身材管理、食物与健康、营养与疾病等方面进行了权威解答，希望以此提升公众营养健康方面的科学素养。

这些科普文章刊发后，得到了社会的一致好评和群众的持续关注，读者纷纷联系报社请求集成。为此，我们精选了部分文章汇编成书，以飨读者。同时，也特别感谢四川省营养学会的专家团队对本书编写的大力支持。

由于时间关系，恐有不妥之处，敬请读者朋友批评指正。

本书编写组

2021 年 1 月

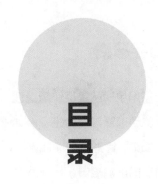

目
录

未成年人营养

科学孕育

身材管理

食物与健康

营养与疾病

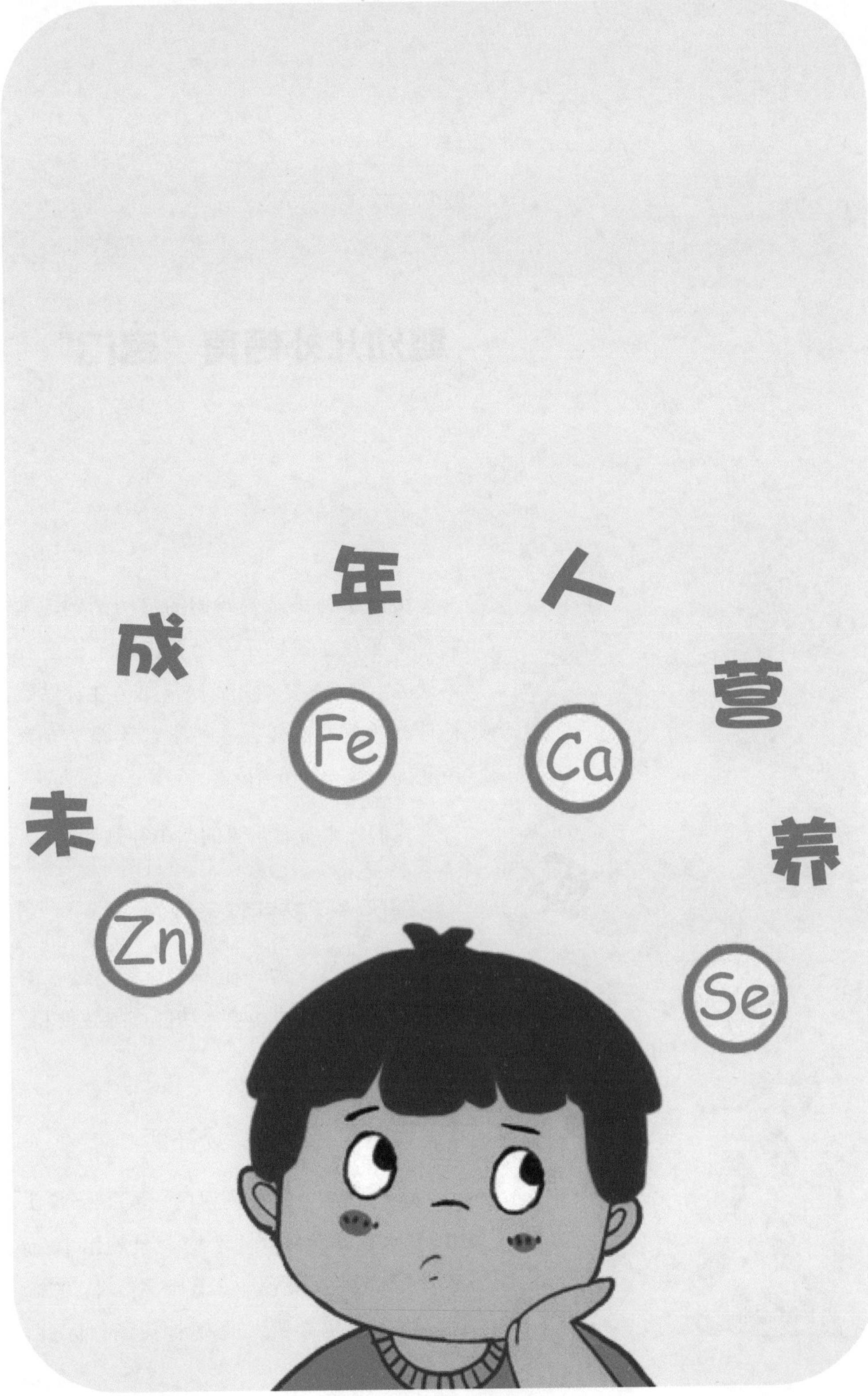
未成年人营养
Zn
Fe
Ca
Se

婴幼儿补钙有"窍门"

/吴晓娜

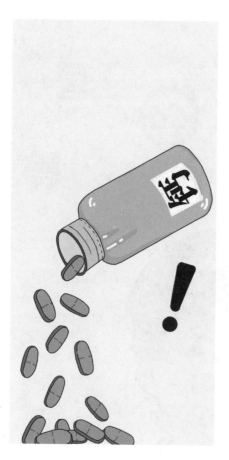

给孩子补钙是妈妈们的热门话题，她们总担心孩子缺钙，于是就出现了很多补钙误区。那么，婴幼儿到底需不需要补钙？补什么钙好？怎样补才科学？营养学专家在此为大家——介绍。

我们先来看看常见的两个补钙误区。

误区一：补钙越多越好

其实不然，钙并非多多益善，过多的钙摄入会影响婴幼儿消化功能，导致便秘，引起肾结石等。

误区二：喝骨头汤补钙

这是最常见的补钙误区。买 1 kg 骨头加 1 L 水在高压锅煲 1 小时，只炖出 10 mg 可被人体吸收的钙离子。算一算，补 200 mg 钙，岂不是需要喝几百碗骨头汤？因此，靠喝骨头汤补钙是不靠谱的，而且骨头汤的脂肪和嘌呤含量高，会加重婴幼儿的胃肠和肾脏负担。

婴幼儿所需的钙主要来源于母乳和配方奶。不同奶类含钙量有所区别，母乳 35 mg/100 ml，配方奶 40 mg/100 ml。不同年龄段的婴幼儿对钙有不同的需求量：0～6 月龄每天需求量为 200 mg（相当于母乳 600 ml 或配方奶 500 ml）；7～12 月龄每天需求量为 250 mg（相当于母乳 700 ml 或配方奶 600 ml）；1～3 岁每天需求量为 600 mg，先保证每天喝 600～800 ml 母乳或 400～500 ml 配方奶，然后再吃一些钙含量丰富的食物，如虾皮、奶酪、豆制品、海带、紫菜、芝麻等即可。

只要摄入充足的奶量，婴幼儿基本就不会缺钙，完全没必要乱补钙。如果婴幼儿不缺钙却又摄入补钙剂，可能会导致钙过量，轻则加重肾脏负担，重则对健康造成危害，同时也会影响其他矿物质（如铁、锌）的吸收。和补钙相比，补充维生素 D 更重要。有了维生素 D，钙才能更好地吸收和发挥作用。婴幼儿每天维生素 D 的需求量至少 400 U。但维生素 D 在母乳和日常食物中的含量较少，婴幼儿表现出来的缺钙症状多数是由于维生素 D 摄入不足造成的。因此，对纯母乳喂养的婴幼儿，应每天补充维生素 D 制剂 400 U；而使用配方奶喂养的婴幼儿，可以根据奶粉中添加的维生素 D 含量，算算婴幼儿每天的饮奶量中维生素 D 是否摄入充足，如不足，就应该及时地补充，这样才能让婴幼儿更充分地吸收钙。当然，对早产儿、肥胖或饮奶量不足的婴幼儿，就需要根据实际情况补充钙剂。应该补多少剂量，建议咨询营养科医生。

对确实需要补钙的婴幼儿，怎样选择钙剂呢？首先来了解一下钙剂的分类。根据钙的来源，钙剂主要分为无机钙和有机钙两类。

无机钙：主要以动物骨或鱼类鳞甲、珍珠壳、贝壳或碳酸钙矿石为原料加工而成，如碳酸钙、氯化钙、氢氧化钙等。这类钙含量高，溶解度相对较低，较难吸收，可能会影响消化功能，引起便秘、食欲不振、胃疼。价格相对便宜。

有机钙：如乳酸钙、葡萄糖酸钙、马来酸钙、枸橼酸钙等。这类钙剂对胃肠道刺激较小，溶解度相对较高，较易吸收，但含钙量相对较低，且价格相对较高。由于婴幼儿胃肠道发育不够成熟，一般建议给婴幼儿服用有机酸钙，并选择口服液、咀嚼片或冲剂，这样便于婴幼儿接受和服用。

补钙的正确方式

1. 分次少量补充比一次大剂量补充效果好。

2. 哺乳或喂完牛奶后 1～1.5 小时再服用吸收更好。

3. 如果采用每日 1 次补充的方法，临睡前服用效果最好。

4. 补钙同时也别忘补充维生素 D。关于维生素 D 补充剂有很多选择，目前维生素 D 补充剂有单纯维生素 D 补充剂和复合维生素 D 补充剂，妈妈可以根据自己对品牌的熟悉程度和婴幼儿的需求来选择。此外，对添加了辅食的婴幼儿，平时可以适当选择一些维生素 D 含量较多的食物，如三文鱼、沙丁鱼、香菇。

5. 补钙别忘了晒太阳。日光浴也是补充维生素 D 的好方法。上午 10～11 点是日光浴的最佳时机，以每次 10～30 分钟为宜。但要注意，避免阳光直射婴幼儿的眼睛，也不能隔着玻璃进行照射，这样会使维生素 D 合成量大大降低。

6. 增加蔬菜中钙的吸收。一些蔬菜含钙丰富，如菠菜，但其草酸含量也较高，草酸可与钙形成不溶性草酸钙而影响钙的吸收。烹饪时，可将菠菜焯水，这样就可以去掉大部分草酸，促进钙的吸收。

（作者系四川省营养学会临床营养分会副主任委员、四川大学华西第二医院临床营养科主任）

选择婴幼儿奶粉需谨慎

/阴
文
娅

　　奶粉过敏是由免疫学机制介导的食物过敏，会引起婴幼儿皮肤、消化道以及呼吸道等方面的问题，主要表现为持续不断的腹泻（超过1周，每天2～4次）伴呕吐、长皮疹、过度哭闹、体重不增甚至降低、胀气、呼吸障碍、反应不活跃，导致婴幼儿身体不适、营养不良。

　　引起奶粉过敏的原因有两种：一是牛奶中含有大量乳糖，婴幼儿的肠道中缺乏使之正常消化的乳糖酶，导致腹胀和消化不良；二是婴幼儿的肠道发育不完善，无法消化牛奶中的大分子蛋白质，导致蛋白质无法分解，刺激肠道，引起腹泻等症状。避免食物过敏的饮食原则主要是回避过敏原，对乳糖不耐受的婴幼儿主要是降低牛奶中的乳糖含量或者直接在牛奶中添加乳糖酶，也可以用发酵乳替代。

　　对奶粉过敏的婴幼儿需要合理选择奶粉，避免引起过敏。目前临床上主要有4种可供奶粉过敏婴幼儿选择的配方奶：豆奶配方奶、部分水解蛋白配方奶、深度水解蛋白配方奶、游离氨基酸配方奶。由于部分对牛奶蛋白过敏的婴幼儿同时会对豆蛋白过敏，加之豆蛋白的生物利用度低，选择时须谨慎。部分水解蛋白配方奶一般用于高危患儿牛奶蛋白过敏的预防，而深度水解蛋白配方奶较部分水解蛋白配方奶具有更小的相对分子质量，抗原性也大大降低，可供牛奶蛋白过敏患儿选择，但因其中仍残留微量变应原，可引发5%～10%牛奶蛋白过敏患儿不耐受，表现出一些胃肠道反应。临床证实，游离氨基酸配方奶可明显改善患儿的过敏症状，促进营养不良患儿的生长发育，为患儿生长发育提供足够的能量和营养。

需要注意的是，如果是母乳喂养，应尽量减少母亲饮食中的牛奶蛋白摄取，避免亲子之间传递。

此外，乳糖不耐受的婴幼儿可选择发酵乳，如酸奶。发酵乳中的蛋白质利用率高，叶酸含量高，可维持肠道正常菌群，更易消化、吸收。

（作者系四川省营养学会青年工作委员会委员、四川大学华西公共卫生学院副教授）

正确冲兑奶粉　避免营养流失

/ 熊菲

配方奶粉的准备。冲兑前一定要明确选择的配方奶粉是否适合宝宝的年龄阶段、是否在食品保质期内、开封的时间是否过长等，建议一般配方奶粉在开封一个月内用完，以免奶粉受潮影响营养成分，增大污染概率，而导致宝宝出现腹泻等症状。

喂养工具的准备。主要包括奶瓶、奶嘴。家长要根据宝宝的年龄、生理特点及奶量多少选择适合的奶瓶和奶嘴。奶瓶上一定要有刻度，方便冲兑。家长主要根据宝宝的吸吮能力选择适合的奶嘴，每次配方奶喂养的时间在 10～15 分钟，如果宝宝吸奶显得费劲，喂养时间过长，满足感不强，可能就需要更换吸孔大一点的奶嘴了。此外，冲兑奶粉前喂养工具的清洁、消毒也非常重要。清洗时要特别注意奶瓶的瓶颈，以免奶渍凝结。奶嘴一定要从奶瓶上取下单独清洗。

水的准备。这一步往往是家长容易忽略的步骤。水温过高，会破坏奶粉中的营养物质；水温过低，奶粉不易溶化，所以建议在家庭中常备热开水和凉开水（分不同器皿盛装）。这样即使在很匆忙的情况下，家长也能通过调整热开水和凉开水的比例，迅速地备好利于冲兑奶粉的温开水。

清洁双手。兑奶粉前一定要清洁双手。

配置奶液。家长首先要计算好本次准备冲兑的奶液量，而奶液量主要根据宝宝的年龄、体重、胃口而定。一般说来，1个月内的新生儿，每次奶量为30～90 ml；2～3个月，每次奶量为90～120 ml；4～6个月，每次奶量为120～180 ml；6个月以上，每次奶量为150～240 ml。但在具体冲兑时还是应以个体情况为准，一般奶液量以每次喂养后奶瓶中剩余5～10 ml为适宜。

计算好拟冲兑的奶液量（以120 ml为例）后，为避免烫伤，先往消毒好的奶瓶里加入凉开水，然后根据水温逐渐增加热开水量，并不断在手背上试温，最后配制成温度适合的温开水（温度在40℃左右）。建议起初的兑水量可稍微多一些，待水温调整适宜后，再将多余的水倒出至合适的刻度（120 ml）。然后根据配方奶粉的冲兑说明添加奶粉。一般来说，目前市面上配方奶粉和水的冲兑比例多为1：7，可使用奶粉配备的专用小勺进行冲调。每一量匙的奶粉要刮平，注意为平勺，不可堆高，也不可压实，这样冲兑出来的奶液浓度准确。奶粉和水配制好后，轻轻晃动奶瓶，以确保奶粉充分溶解。这样一瓶符合宝宝营养需求的奶液就冲兑好了。

在这里再强调一点，在喂养宝宝之前，建议再次用家长的手背试温，以确定在喂养时的温度安全，以避免因家长没有调节好水温，造成宝宝烫伤等意外事故的发生。

此外，不建议在奶粉中添加任何其他食物，如米粉、菜水、果汁等。

对于新手爸爸妈妈们，学习冲兑奶粉的正确方法，注意好每一个细节，做到科学喂养非常重要。

（作者系四川省营养学会青年委员会副主任委员、四川大学华西第二医院副主任医师）

婴幼儿辅食攻略

/吴晓娜

7～24月龄婴幼儿的喂养很关键，因为对于此龄婴幼儿而言，单一的母乳或配方奶喂养已经不能完全满足其对能量以及营养素的需求，必须引入其他营养丰富的食物。同时，此时期的婴幼儿随着胃肠道等消化器官的发育、感知以及认知行为能力的发展，也需要接触、感受和尝试多样化的食物，从被动接受喂养转变为自主进食。现在就来说说怎样科学地给宝宝添加辅食。

什么时候开始添加辅食？

最早从4个月开始，最晚不迟于8个月。即使母乳非常充足，婴幼儿满6个月也要开始添加辅食，4～6月龄为辅食添加的适应阶段。不要过于强求孩子的进食量，鼓励孩子对辅食感兴趣。

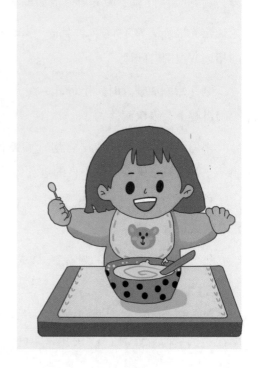

添加辅食的信号：能吞咽辅食、能坐稳、能用手抓住食物并放进嘴里。

辅食添加的顺序和种类

从富含铁的泥糊状食物开始，如强化铁的婴儿米粉、肉泥等。

4～6月龄。添加米粉糊、肉泥、蛋黄泥、无刺鱼泥、动物血、肝泥、豆腐脑、嫩豆腐、蔬菜叶汁、果汁、菜泥、水果泥。

7～9月龄。添加无刺鱼、全蛋、肝泥、动物血、碎肉末、豆腐、菜泥、水果泥。

10～12月龄。添加稠粥、软饭、饼干、面条、馄饨、面包、馒头、无刺鱼、全蛋、肝泥、动物血、碎肉末、豆腐、碎菜、水果（块／条）等。

12月龄以后，慢慢向成人的饮食模式过渡。

怎样顺利添加辅食？

先喂奶，婴儿半饱时再喂辅食，然后再根据需要哺乳。

满7月龄时，辅食喂养可以成为单独一餐，过渡到辅食喂养与哺乳间隔的模式。

每天母乳喂养4～6次，辅食2～3次。尽量将辅食喂养安排在与家人进食时间相近或相同时间段。

刚开始添加辅食时，用母乳、配方奶或水将强化铁米粉冲调成稀糊状（能用小勺舀起不会很快滴落）。

小勺舀起少量米糊放在婴儿一侧嘴角让其吮舔，切忌将小勺直接塞进婴儿嘴里，令其有窒息感，产生不良的进食体验。

第一次只需尝试1小勺，第一天可以尝试1～2次。第二天视婴儿情况增加进食量或进食次数。

每尝试一种新食物，观察2～3天，如婴儿适应良好，就可再引入另一种新食物。

引入新食物时，注意观察是否有食物过敏现象。做好饮食日记，便于筛查。如在尝试某种新食物1～2天出现呕吐、腹泻、长湿疹等不良反应须及时停止喂养。症状消失后再从小量开始尝试，如仍出现相同的不良反应，应尽快咨询医生，确认是否属于食物过敏。对偶尔出现的呕吐、腹泻、长湿疹，不能确定是否与新引入的食物相关时，不能简单地认为婴儿不适应此种食物而不再继续喂养。婴儿患病时应暂停引入新的食物，已经适应的食物可以继续喂养。

同时，妈妈们要有足够的耐心，给宝宝足够的时间，让宝宝去接受新的食物。辅食需要逐一添加，宝宝接受了再尝试添加新的辅食，每种辅食要多次尝试。

添加辅食的原则

辅食添加量由少到多、质地由稀到稠、制作由细到粗，循序渐进。另外，辅食应与婴儿的年龄以及发育情况相匹配：6月龄刚开始添加时，可以吃泥状、半固体的食物；8月龄时，可以吃细颗粒状食物；10月龄前应尝试块状食物（香蕉、土豆块等），否则可能增加以后喂养困难的风险；12月龄时，可以吃大部分与成人同类型的食物。

添加辅食的误区

1. 辅食首选鸡蛋黄。辅食首先是富含铁的食物，鸡蛋黄虽然含铁较多，但其铁的吸收率不高，仅为3%，鸡蛋黄并非补铁佳品。正确添加辅食首选含铁米粉。

2. 过多的汤水。稀饭、菜汤、肉汤，这些食物所含能量、营养素较低，应避免过多喂养，造成孩子营养不良。

3. 添加食盐、糖等调味品。一岁以内宝宝的食物不加盐、糖等调味品。此外，应注意食物中隐藏的盐和糖，妈妈们要学会查看食品标签，识别高盐、高糖的加工食品。额外添加的糖除了标示为蔗糖（白砂糖）外，还有其他各种名称，如麦芽糖、果葡糖浆、浓缩果汁、葡萄糖、蜂蜜等。

4. 长期进食过敏或不耐受食物。如果宝宝进食某些食物后出现食物过敏或不耐受现象，应该回避该类食物。常见的可能过敏或不耐受食物有牛奶、海鲜、鸡蛋等。

5. 添加辅食忌讳用油脂。油脂是宝宝不可缺少的营养成分。油脂富含能量，7～24月龄婴幼儿能量30%～45%来自脂肪；植物油可以为宝宝提供必需脂肪酸，促进宝宝智力发育；适量的油脂有助于脂溶性维生素的吸收。因此，宝宝辅食需要额外添加一些植物油，一般 5～10 g/d。

添加辅食后该喝多少奶？

7～12 月龄：母乳 600 ml/d；

13～24 月龄：母乳或配方奶 500 ml/d。

宝宝辅食该吃多少？

到 12 月龄时，每天辅食量可以达到以下重量：谷类 40～110 g，菜类和水果类各 25～50 g，鸡蛋黄 1 个或鸡蛋 1 个，鱼、禽、畜肉 25～40 g，植物油 5～10 g。当然，这些食物量不是一成不变的，妈妈们可以根据宝宝的性别、月龄、活动情况等灵活调整，如果自己不能确定，建议咨询营养科医生。

制作辅食的注意事项

选择安全、优质、新鲜的食材；制作过程始终保持清洁卫生，生熟分开；不吃剩饭，妥善处理剩余食物；饭前洗手，进食时应有成人看护，并注意进食环境安全；整粒花生、坚果、果冻等食物不适合婴幼儿食用。

另外，定期监测体格生长指标十分重要。婴幼儿体格生长指标是判定营养状况的直观指标，所以最好定期测量婴幼儿身长、体重、头围等。

（作者系四川省营养学会临床营养分会副主任委员、四川大学华西第二医院临床营养科主任）

影响儿童身高的因素

/ 杨凡

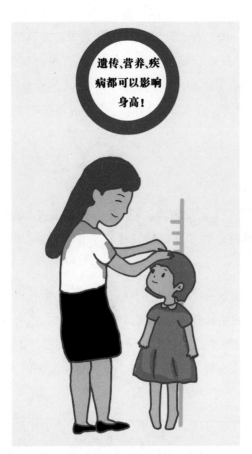

遗传、营养、疾病都可以影响身高！

随着人们物质生活水平的提高和医疗保健意识的增强，家长对儿童生长发育的关注也越来越多，特别是在身高方面。儿童的生长是一个漫长的过程，期间会受很多因素的影响，如遗传、营养、疾病等。

遗传因素

儿童的很多特征，如相貌、头发的颜色等都受遗传的影响，身高也是。身高的遗传度为85%，其他15%是由环境决定的。医学上可以通过父母的身高对孩子的身高进行预测，我们称为遗传靶身高。男孩遗传靶身高预测：［父身高+（母身高+13）］÷2±7.5 cm；女孩遗传靶身高预测：［（父身高-13）+母身高］÷2±6.0 cm。在这里提醒各位家长，不是父母高，孩子就一定高。虽然身高和遗传有紧密的关系，但遗传给的只是一个身高的范围，上下有 10 cm 的偏差。如果孩子的身高向遗传的上限靠近，孩子的身高就较为理想；如果往遗传的下限靠近，孩子的身高就偏矮。

营养因素

说起营养，我们通常都想到后天的营养，殊不知宫内营养对儿童的身高也有很大影响。由于各种原因所致的宫内营养障碍，可致胎儿宫内发育迟缓或宫内发育迟滞，称为小于胎龄儿。这些孩子在出生后有 10%～15% 不会发生追赶性生长而成为矮身材。我国小于胎龄儿的发生率在足月儿中约为 6.05%，所以提醒小于胎龄儿的家长要对孩子出生后的生长特别关注并定期至儿保科随访。

出生后的营养与生长更是密切相关，充足合理的营养素可使生长潜力得到最好的发挥。正常生长需要充足的蛋白质、氨基酸、维生素、微量元素等。蛋白质是构成人体的基本物质，动物性食品如蛋、肉、鱼、乳类中，所含人体必需氨基酸比较完备，营养价值高，宜多吃；大豆及豆制品的蛋白质也是优质蛋白质，要让孩子经常进食；钙、磷是骨骼的主要成分，应经常进食含钙、磷多的食物，含钙丰富的食物有牛奶及其他奶制品、豆类、虾皮等。同时，要养成每天喝奶的习惯。

疾病因素

疾病对孩子的身高影响很大，如营养不良、长期腹泻，尤其是内分泌疾病（如生长激素缺乏症、先天性甲状腺功能减低症、性早熟、特发性矮小等），都可以导致孩子长不高。

除了遗传、营养、疾病等因素会影响儿童身高，充足的睡眠对于儿童生长也非常重要。我们人体内与长个子直接相关的生长激素的分泌具有特殊性，它的分泌一天 24 小时内是不平衡的，80% 的生长激素在人睡眠时分泌，所以民间才有"睡得好，长得好"的说法。生长激素的分泌在晚上入睡后 45～90 分钟（深睡眠）达到高峰，所以充足的睡眠有助于长高。

运动也是促进身体发育和增强体质的有效方法。长骨的生长决定了青少年的身高，运动可以显著刺激垂体分泌生长激素，从而促进骨骼的生长。运动本身并不能使遗传预定的身高增加，但是运动可以促进遗传潜力得到最大限度的发挥。有研究报告表明，爱运动的孩子比不爱运动的孩子最终成年身高至少高2 cm。

当然，良好的生活环境和心绪对身体的生长也有促进作用。

需要强调的是，家长一定要对孩子进行生长监测。临床工作中经常遇到家长很在意孩子的身高，可当问到孩子成长的具体情况时，很多家长又回答不上来，都是"不知道""没注意"等。建议家长要定期监测和记录孩子的生长情况。生长速度是判断有无生长障碍最直接和简单的方法。所谓生长速度就是每年身高的增加值。人的一生有两个生长高峰：婴儿期和青春期。婴儿期第1年身高可增加25 cm，第2年增加12 cm左右；而在青春期，孩子平均每年可以增高7～10 cm，这个时期持续大约有3年，在此期间总共增加25～28 cm。这两个时期是决定孩子们成年后身高的关键时期。如果3岁以上的孩子，生长速度低于每年5 cm，青春期的孩子生长速度低于每年6 cm，则需要到医院做进一步检查。此外，家长还可以记录孩子的青春期发育情况，比如女孩子何时乳房发育、初潮，男孩有没有变声等，因为这些生理现象与孩子的身高有时也有着密切的关系。

儿童生长是一个复杂的过程，受多种因素影响，遗传没有办法选择，但合理均衡的营养、充足的睡眠和适当的锻炼对生长均有促进作用。定期的生长监测对于发育迟缓的早发现、早治疗很重要，建议家长从今天开始就为孩子建一本生长档案。

（作者系四川省营养学会常务理事、四川大学华西第二医院儿童保健科主任）

小儿缺铁会影响生长发育

/李鸣

缺铁是最常见的营养素缺乏症，又称"铁缺乏症"。据统计，全球约 1/3 人口缺铁，小儿缺铁常见于 6～12 月龄婴幼儿。缺铁会影响小儿生长发育、运动和免疫等各种功能；严重缺铁会影响认知、学习能力和行为发育。

小儿缺铁的原因

*先天储铁不足。*妊娠期母体的铁逆浓度梯度跨胎盘主动转运至胎儿，妊娠晚期母胎铁转运量最大，早产、双胎或多胎、胎儿失血和孕母严重缺铁均可导致胎儿先天储铁不足。

*铁摄入量不足。*婴幼儿生长发育快，对铁的需求量大。6 月龄婴幼儿长期单纯母乳喂养或未使用铁强化配方乳、未及时添加富含铁的食物以及长期厌食、偏食易导致铁缺乏症。

*肠道铁吸收障碍。*不合理的膳食结构，如摄入过多的植酸、草酸及高磷低钙膳食会抑制铁的吸收；胃肠疾病也可影响铁的吸收，如慢性腹泻、肠吸收不良综合征等。

*铁丢失增多。*体内任何部位的长期慢性失血均可能导致缺铁，如各种原因所致的消化道出血等；反复感染也会使铁消耗增多。

小儿缺铁的临床表现

小儿缺铁的起病比较缓慢，轻者表现为皮肤黏膜苍白，以口唇、牙床、眼睑、指甲等部位最为明显；重者可见精神萎靡、食欲不振等症状，常伴有营养不良。另外还表现为：白天烦躁，坐立不安，经常哭闹，睡中惊醒或因腿抽筋而醒；注意力不集中，理解力、记忆力差；生长发育迟缓；反复呼吸道感染，免疫力低下。

小儿补铁措施

及时添加富铁辅食。根据中国营养学会发布的《7～24月龄婴幼儿喂养指南》，婴儿满6月龄后应继续母乳喂养，并逐渐引入各种食物。首先添加含有强化铁的婴儿米粉，再加入蛋黄、肉泥（牛肉、猪肉等红肉为主）等富铁的泥糊状食物。铁的推荐摄入量为10 mg/d。多食含铁丰富的食物，如蛋黄、猪肝、鸭血、芝麻、海带、紫菜、木耳、蘑菇、扁豆、虾米、豆腐皮及其他豆制品等。

多吃富含蛋白质、维生素C的食物。瘦肉和蛋类都富含蛋白质，新鲜蔬菜水果（如甘蓝菜、西蓝花、白菜、萝卜、鲜枣、猕猴桃等）中含大量维生素C、柠檬酸及苹果酸，蛋白质和有机酸可与铁形成络合物，从而增加铁在肠道内的溶解度，有利于铁的吸收。

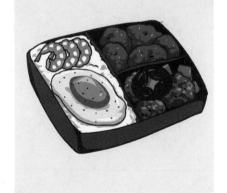

纠正不良饮食习惯，采用正确的烹饪方式。小儿应尽量避免饮用浓茶、咖啡及碳酸饮料等，因茶叶中的鞣酸和咖啡中的多酚类物质可以与铁形成难以溶解的盐类，抑制铁质吸收。

避免盲目补铁，做到科学补铁。市面上的富马酸亚铁、硫酸亚铁、乳酸亚铁是常见的口服补铁制剂，其中乳酸亚铁是小儿常用的铁补充剂。

定期对婴幼儿进行铁元素筛查，及时补充足量铁。建议对缺铁的高危小儿进行筛查，包括早产儿、低出生体重儿，以及生后 4～6 个月仍纯母乳喂养（未添加富含铁的食物、未采用铁强化配方奶补授）婴儿、不能母乳喂养的人工喂养婴儿、单纯牛奶喂养婴儿。早产儿和低出生体重儿建议在出生后 3～6 个月进行血红蛋白检测，其他小儿可在 9～12 个月时检查血红蛋白。具有缺铁高危因素的小儿，建议每年检查血红蛋白 1 次。

（作者系四川省营养师协会副会长、四川大学华西公共卫生学院副教授）

小儿补硒宜多食动物性食物

/李鸣

硒是人类胚胎发育和儿童成长过程中不可缺少的物质，是一种人体需要的微量元素。小儿（包括新生儿、婴幼儿及 3～12 岁儿童）缺硒常易伴随克山病（扩张性心肌炎）和大骨节病的发生。引起小儿缺硒的原因有：孕妇血液中的硒很难通过胎盘进入胎儿体内，故出生后的婴儿容易出现缺硒；母乳及乳制品中含硒量较低，婴儿膳食单调，缺硒地区尤为明显；儿童除所需正常代谢的营养素外，还需要更多的营养促进生长发育，故对硒的需要量增多；儿童排泄的硒量多于成年人，故容易出现硒缺乏。

硒对小儿的生长发育有重要作用。缺硒会使小儿产生心、肝、肾、肌肉等多种组织的病变，可以引起机体免疫功能下降，使小儿易发生多种感染性疾病，继发小儿营养障碍，造成恶性循环，甚至引起小儿营养不良。低硒地区小儿白血病和癌症发病率也较高。此外，硒元素缺乏还会引发小儿甲状腺肿大、铅中毒，会影响智力发育。

小儿补硒的具体措施

食物补硒。食物补硒是日常生活中最普遍和最重要的手段。动物性食物的含硒量较植物性食物高且吸收性更好，如各类海产品、动物肝脏、红肉等，所以建议以肉类为主，辅以适量新鲜蔬菜，如蘑菇、大蒜、大白菜、西红柿等。蛋类中也含有一定量的硒，如鸡蛋、鸭蛋、鹅蛋和鹌鹑蛋等。谷类食物有小麦胚粉、玉米面、带皮的糜子、籼米粉等。

服用补硒剂。如果食补难以满足日常的补硒需求，可搭配服用相应的硒剂进行补充，如含硒膳食补充剂。目前市面上主流的补硒产品包括麦芽硒、酵母硒、海藻硒等，综合安全性、吸收率、营养性方面的考虑，比较推荐纯天然生物制取的麦芽硒。

补硒适量。补硒不可过度，需要适量。不同年龄段的硒需求量不同，1岁内为15 mg/d，1～3岁为20 mg/d，4～6岁为40 mg/d，正常成人为50～200 mg/d。高剂量的硒是有毒性的，把高硒食物当作营养品长期食用会使人体处于高硒状态，表现出皮肤痛觉迟钝、四肢麻木、头昏眼花、食欲不振、头发脱落、指甲脱落、指甲变厚、长皮疹、面色苍白、胃功能紊乱、消化不良等症状。

（作者系四川省营养师协会副会长、四川大学华西公共卫生学院副教授）

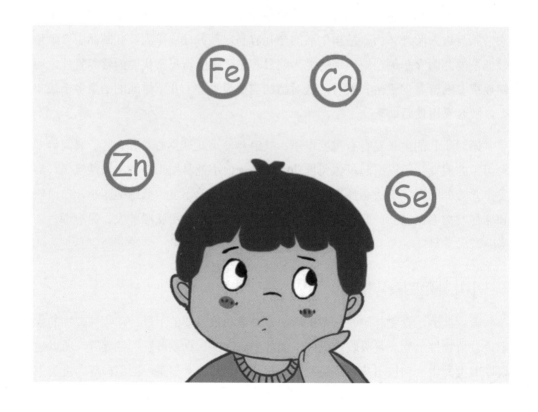

小儿生长发育快易发生锌缺乏

/李鸣

锌是儿童健康所必需的微量元素之一，是人体六大酶类、200 种金属酶的组成成分或辅酶，对全身代谢起广泛作用。儿童因生长发育速度较快，锌需求量很大，是锌缺乏的易发人群。平时饮食以植物性食物为主、常吃精细加工的食品以及吸收不良都是缺锌的主要原因。目前全世界范围内 30%～60% 儿童缺锌。小儿（包括新生儿、婴幼儿及 3～12 岁儿童）缺锌常见于 6～12 月龄婴幼儿和青春期儿童。

小儿缺锌临床表现有：味觉障碍、偏食、厌食或异食、食量普遍减少，常导致食欲不良、厌食症；皮肤干燥粗糙，易患反复性口腔溃疡以及皮疹、青春期痤疮等皮肤疾病，受损伤口不易愈合；身材矮小、瘦弱，身高可比同龄组的低 3～6 cm，体重轻 2～3 kg；免疫力下降，经常发热感冒，反复感染，常见于呼吸道感染（如扁桃体炎、支气管炎、肺炎等）；记忆力下降，认知能力差，精神发育迟缓。除此之外，最新研究证明缺锌还与儿童多动症、视力低下、佝偻病、缺铁性贫血等疾病相关。

小儿补锌的具体措施

膳食补充。首先要做到食谱多样化，保证摄入丰富均衡的营养；其次增加富含锌的食物。锌主要存在于肉类、谷类以及动物性来源的食物中，如贝壳类海产品、红肉、动物内脏、干酪等。此外，燕麦、花生、干果、谷类胚芽和麦麸等也是锌的良好来源。在食物中锌丰度大致次序为：动物内脏＞动物瘦肉＞坚壳果类＞豆类＞谷类＞蔬菜＞多汁果类。

改变饮食习惯。培养小儿良好的饮食习惯，不挑食、不偏食；避免长期摄入精细加工的食物，注意粗细搭配；改善膳食结构，注意动物性食物及植物性食物的合理比例。

合理选择补锌制剂。补锌制剂可分为无机锌、有机酸锌、生物态锌三大类。无机锌是最原始的补锌产品，吸收利用率低，易与胃酸结合成氯化锌，产生强烈胃肠道刺激作用，引起恶心、呕吐等症状；有机酸锌含锌量高，吸收利用率约14%，饭后服用可减轻胃肠道刺激，长期服用易导致缺钙、贫血等情况，不建议儿童、孕妇服用；生物态锌也称蛋白锌，蛋白锌是从蛋白质中提取的，锌的含量很低，几乎和食物的含锌量相当，对人体无任何副作用，且蛋白锌活性高，可有效促进人体对各种营养素的吸收和利用，同时不会拮抗钙、铁等营养素的吸收，从而达到使人体从膳食来补充各种营养素的效果。

（作者系四川省营养师协会副会长、四川大学华西公共卫生学院副教授）

食疗可有效治疗儿童乳糖不耐受

杨曾柳

青果

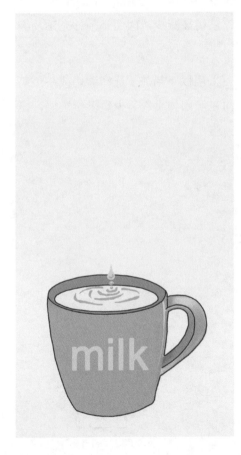

乳糖是哺乳动物乳汁中特有的一种双糖，是新生儿碳水化合物的主要来源。乳糖不仅为小儿生长提供能量，也是小儿食物纤维的来源，有利于肠道有益菌的生长，还有助于钙的吸收。

乳糖不耐受的发病率存在种族和年龄的差异。中国人是乳糖吸收不良和乳糖不耐受的高发人群，我国汉族成人乳糖酶缺乏的发生率为 75%～95%。我国儿童乳糖酶缺乏的发生率随年龄增长而升高，据报道，我国儿童乳糖不耐受和乳糖吸收不良的发病率在 7～8 岁时最高，达 87.6%，而 3～5 岁时为 38.5%。此外，乳糖不耐受情况还受某些疾病及肠道菌群的影响。肠道感染等疾病使肠道黏膜受损，会影响体内乳糖酶的活性，疾病康复后，乳糖酶活性的恢复相对缓慢，进而造成继发性乳糖不耐受症，此类乳糖不耐受在婴儿中较为常见。

饮食治疗是乳糖不耐受的主要治疗方法。避免使用乳糖及含乳糖食物能有效控制或减轻乳糖不耐受，可以依据临床症状轻重采用无乳糖或低乳糖牛奶（奶粉）。目前市面上销售的无乳糖奶粉或水解蛋白奶粉均不含乳糖，系优质牛奶蛋白配方，能确保蛋白质的足量供应和良好利用，而且有天然奶味，并含有婴儿正常所需的全部矿物质和维生素，但价格昂贵。也可使用无乳糖替代配方，如乳基和豆基两种无乳糖替代配方。以牛奶为基质的配方奶粉，使用脱乳糖的乳清粉，添加麦芽糖、糊精等碳水化合物，以大豆为基质的配方奶粉本身不含乳糖。无乳糖替代配方可用于先天性乳糖酶缺乏、原发性乳糖酶缺乏以及半乳糖血症，但不建议在婴儿腹泻恢复期长时间采用无乳糖替代配方。此外，应注意在使用大豆奶粉或米面制品时，因其营养成分不足，不宜久用。原发性乳糖不耐受患儿临床症状与禁食乳糖的量密切相关，因而可以采用少量多次摄入乳制品，以增强肠道对乳糖的耐受性。采用无乳糖饮食时，钙的吸收量明显减少，因而必须补充钙及维生素 D。

在日常生活中，对于乳糖不耐受的小儿可采用以下措施：选择酸奶或在牛奶中加入乳糖酶；饮奶同时摄入馒头、鸡蛋、面包等固体食物；少量多次饮奶，摸索出适宜饮奶量；避免空腹饮奶。

（作者曾果系四川省营养学会常务理事、四川省营养学会妇幼营养分会主任委员、四川大学华西公共卫生学院教授，杨柳青系四川省营养学会会员）

钙对未成年人很重要

/杨凡

　　医生在临床工作中经常遇到家长要求给孩子查微量元素，了解有没有缺钙。其实这是认识上的一个误区。血钙的水平并不能反映人体钙营养的状况。

　　钙是人体内含量最丰富的矿物质元素，是构成骨骼、牙齿的重要成分。身体中约有 99% 的钙存在于骨骼和牙齿中，其余只有 1% 的钙大部分以离子状态存在于软组织、细胞液及血液中，所以血钙水平不能客观反映机体缺钙与否。但是血钙具有非常重要的生理功能，如促进血液凝固、维持心脏正常搏动、保障神经功能等，因此机体有许多调节机制保障血钙在正常范围之内，即所谓的血钙自稳态系统，当钙摄入量不足时人体的血钙就会通过甲状旁腺激素溶解骨钙来得到补充，使血钙维持在正常水平，从而导致不缺钙的错觉，其实骨钙此时已大大缺少了。所以对钙营养的评估应该紧密结合膳食摄入量以及血 25- 羟维生素 D_3 和骨密度等检查的结果综合评估。

　　那么，未成年人每天到底需要摄入多少钙呢？《中国居民膳食营养素参考摄入量（2013 版）》建议每日钙参考摄入量：0～6 个月为 200 mg；6 个月～1 岁为 250 mg；1～3 岁为 600 mg；4～7 岁为 800 mg；7～11 岁为 1 000 mg；11～14 岁为 1 200 mg；14～18 岁为 1 000 mg。

　　人体无法自身合成钙，必须通过饮食摄入，在日常生活中如何保障获得充足且适量的钙呢？

多食用含量丰富且吸收率高的富钙食物。奶及奶制品（尤其是发酵的酸奶）的钙含量丰富，吸收率高，是理想的来源。对于婴儿应该大力提倡母乳喂养，母乳是婴儿的最好食品，大约1 000 ml母乳中含钙300 mg，可满足其钙的需要。如果不能母乳喂养，应给予配方奶。一般1阶段的婴儿配方奶含钙量为50～60 mg/100 ml。婴儿的饮食以奶类为主，每日摄入总奶量达到600 ml，即可满足其钙的需要。随着膳食逐渐过渡，奶及奶制品仍是不可缺少的食物，是膳食钙的主要来源，以每日饮奶达到500 ml为宜。有些家庭，婴儿断奶后改吃半流质和固体食物，不再喝奶，这种习惯对骨骼健康尤为不利。此外，豆类及豆制品、芝麻、小虾皮、海带、发菜等食物均含钙丰富，可作为饮食搭配的选择。

注意膳食的合理搭配。某些植物性食物中含有植酸，阻碍钙的吸收。鱼肝油中富含维生素D，能促进小肠对钙、磷的吸收，并促进骨钙的沉积。因此，在保证充足钙摄入的同时，还应注意摄入富含维生素D的食物，如深海鱼、动物肝脏等。但常见食物中维生素D的含量均不高，所以可以添加维生素D制剂。

多晒太阳。多晒太阳可以增加机体自身内源性维生素D的合成。咖啡因、碳酸饮料以及过多的钠盐摄入，均会增加钙的流失，因此对未成年人来说应当减少碳酸饮料的摄入并多晒太阳。

（作者系四川省营养学会常务理事、四川大学华西第二医院儿童保健科主任）

不能盲目给孩子补钙

/李鸣

钙，是人体内含量最多的一种无机元素，它对维持人体所有细胞的正常生理状态起着重要作用。可以说，人体任何系统的功能均与钙元素有关。

钙对于 0～12 岁年龄段的孩子尤为重要，因为这一阶段是骨骼和牙齿生长发育的重要时期，他们对钙的需要量比成人要多许多。婴幼儿缺钙易导致夜惊、夜啼、多汗、龋齿、出牙迟、换牙晚、方颅、肋外翻、鸡胸、学步晚等；儿童缺钙会引起佝偻病，或者出现 X 形腿、智力发育迟缓、烦躁、偏食、入睡后多汗等情况。

如何正确给孩子补钙?

不能盲目补钙。对于纯母乳喂养的婴儿，只要母乳充足，是不需要补钙的；能够正常饮食的孩子，从食物中能够摄入足够的钙。

儿童应多吃含钙量高的食物。奶类（人奶、牛奶、羊奶等）及其制品是钙的最好食物来源，含钙量较丰富，吸收也充分；其次，虾米、虾皮等海产品含钙量也较高。

要考虑钙的吸收率。胃液中盐酸、乳酸及氨基酸等能降低肠道 pH 值，增加钙溶解度，促进钙的吸收；而食物中的草酸、磷酸、植酸或食物纤维等，与钙结合形成不溶性草酸钙或植酸钙等，会干扰钙的吸收；铁、锌等微量元素也会抑制钙的吸收。食物中脂肪量过多，或脂肪消化不良时，脂肪酸与钙结合形成不溶性钙皂，妨碍钙的吸收。所以，植物性食物中的钙吸收率都不高，补钙剂不宜与植物性食物、过多油脂、铁剂等同吃。

体内钙的吸收需要维生素 D 的帮助。人体的维生素 D 是通过日光照射皮肤产生的，补充维生素 D 最好的办法就是晒太阳，儿童居住的房间要阳光充足，保证充足的阳光照射。如果需要额外补充维生素 D，应注意不可过量，否则会引起中毒，其预防剂量为每天 400 IU。

最后，不可过量补钙，补钙过量短期内主要表现为胃肠道刺激，出现食欲不振、腹痛、腹胀、便秘等肠道应激综合征症状，长期超量服用钙剂会出现高钙血症，还会导致铁及维生素等营养物质吸收障碍等情况。

（作者系四川省营养师协会副会长、四川大学华西公共卫生学院副教授）

未成年人"腰粗"危害大

/马冠生

随着生活水平的提高，肥胖现象越来越严重。"中国式肥胖"问题多出在成年人身上，但未成年人也未能幸免。《中国居民营养与慢性病状况报告（2020年）》指出，我国6～17岁儿童青少年超重率为11.1%，肥胖率为7.9%，6岁以下儿童超重率为6.8%，肥胖率为3.6%。

判定一个人是否属于超重、肥胖，常用的指标是身体质量指数（BMI）。由于未成年人还处于生长发育过程中，使用身体质量指数来评价他们的营养状况，就需要考虑年龄和性别。除了体重指数这个指标，还有一个指标可以反映体内脂肪含量的多少，那就是腰围。研究发现，腰围的大小，也就是腰的粗细，能反映出腹部脂肪的堆积程度，而腹部脂肪的代谢过程与血脂的变化有密切的关联。腰越"粗"患慢性病的危险越大。腰围越大，中心型肥胖越严重，高血压、糖尿病、代谢综合征等慢性病患病风险也越高。

腰围的粗细对评价成人的健康很重要，对于小孩是不是也适用呢？我们常说"小孩子没腰"，是不是意味着对于小孩子就不考虑腰围了呢？其实，人们常说的"小孩子没腰"是感官判断，因为小孩子还没有发育成熟，难以看出腰来。但这不意味着就不用在意小孩子腰的粗细。有研究表示，在对我国未成年人进行的分析中发现，"腰粗"（腰围 ≥ P_{90}，即比90%同年龄、同性别的孩子粗）的孩子患代谢综合征的风险比"腰不粗"的孩子高近3倍，患高血压的风险高4～6倍，患血脂异常的风险高 2～4 倍，发生非酒精性脂肪肝的风险增加 19 倍；孩子的腰围每增加 1 cm，代谢综合征的发病风险会增加 7.4%。因此，我们也需要关心孩子的腰围。建议不但要经常测量身高、体重，算算身体质量指数，还应该测量腰围，以便及早发现健康隐患。

怎么测量孩子的腰围？准备好皮尺，让孩子站直，两脚并拢，两臂稍张开自然下垂，测量时可以脱去上衣；让孩子平缓呼吸，不收腹、屏气，皮尺刻度下缘距肚脐上缘 1 cm 处，将皮尺水平环绕孩子一周（贴近皮肤但不紧陷皮内），在目光和皮尺同一水平面读数。

孩子的腰围多少算正常？有一个比较简单的方法：计算孩子腰围 / 身高的值，如果腰围 / 身高的值超过 0.5，说明孩子的腰太粗了，家长们要注意给孩子减重了。

（作者系中国营养学会副理事长，北京大学公共卫生学院营养与食品卫生系主任、教授、博士研究生导师）

维生素 D 有助于孩子成长

/ 杨凡

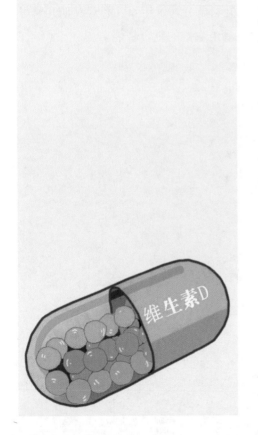

维生素 D，其主要功能是调节体内钙、磷代谢，维持血浆钙、磷水平，从而维持个体牙和骨骼的正常生长与发育。因此，维生素 D 对于生长期的儿童尤为重要。

天然食物中维生素 D 含量有限，在某些脂肪含量高的鱼类及鱼油、鱼肝和水生哺乳动物脂肪中含量相对较高。人体内的维生素 D 除了通过食物摄取外，另一个主要来源是，皮肤经紫外线的照射后合成。一个皮肤色浅的成年人，夏季全身皮肤暴露于紫外线 10～15 分钟，24 小时内可产生 10 000～20 000 IU 的维生素 D；若皮肤色深的人，要产生相当量的维生素 D，则需 5～10 倍日照时间。通过日照获取维生素 D 受很多因素的影响，包括户外活动时间、皮肤颜色深浅、体重、生活环境纬度的高低、季节、云层厚度、空气污染程度、皮肤暴露面积等。因此，要客观评价个体，特别是婴幼儿或儿童通过接受紫外线照射而获得维生素D的量，是件非常困难的事情。考虑到皮肤受过量紫外线照射，照射者有患皮肤癌潜在危险，美国儿科学会建议6月龄以内的婴幼儿应避免紫外线的直接照射，鼓励多带婴幼儿进行户外活动，并在户外活动时使用防晒霜和防护衣物。

对于母乳喂养的婴儿，无论是否添加配方奶，出生后几天即应开始补充维生素D，剂量为400 IU/d。对于人工喂养儿，由于市售配方奶均强化维生素D，一般强化量为40～100 IU/100 kcal*。若婴儿摄入奶量为1 L/d，即能满足每天维生素D需要量。若摄入达不到上述奶量，则需通过补充维生素D制剂来满足需要。

值得一提的是，维生素D缺乏并非婴儿期和儿童早期特有的疾病，在整个生命的任何时期都可能罹患。近年来的流行病学资料显示，年长儿和青春期儿童维生素D缺乏在全世界范围内都时有报道。原因是这个群体维生素D强化奶摄入量减少，不能达到推荐摄入量要求，因此美国儿科学会建议年长儿和青春期儿童每天补充含400 IU维生素D的单一制剂或含多种维生素的复合制剂。

（作者系四川省营养学会常务理事、四川大学华西第二医院儿童保健科主任）

---

* 1 kcal = 4.186 kJ。

中国儿童平衡膳食算盘

/成果

设计特点

中国儿童平衡膳食算盘，又称平衡膳食算盘，英文名为 Food Guide Abacus，是以中国儿童膳食指南为基础，在考虑实践中的可行性和可操作性的前提下，根据平衡膳食原则转化为各类食物数量的图形化表示，并采用直观的算盘形式表现，以便于传播正确的营养知识和指导儿童达到平衡膳食。

适用人群

此算盘分量适用于 8~11 岁中等体力活动水平的儿童。

算盘构成

在食物方面，中国儿童平衡膳食算盘将食物分为六行并用不同颜色的彩珠，从下至上食物类别及代表颜色分别是：谷薯类（黄色）、蔬菜类（绿色）、水果类（蓝色）、动物性食物类（紫色）、大豆坚果奶类（香槟色）、油盐类（红色）。此外，算盘中跑步的儿童身挎水壶，表明鼓励多喝白开水、每天户外运动 1 小时、积极活泼的生活和学习。与传统中国居民平衡膳食宝塔相比，中国儿童膳食算盘在膳食宝塔基础上将蔬菜和水果分为两类，便于与儿童及其膳食制作者更好地沟通，并易于记忆一日三餐食物的基本构成。

食物比例

第一行：谷薯类

谷薯类食物是膳食能量的主要来源（碳水化合物提供总能量的50%～65%），也是多种微量营养素和膳食纤维的良好来源。算盘推荐儿童每日应摄入谷薯类5～6份，一份谷物生重为50～60 g，一份薯类生重为80～100 g，并应注意粗细搭配，摄入适量全谷物和薯类。

谷薯类是碳水化合物的主要来源，谷类包括小麦、稻米、玉米、高粱等及其制品，如米饭、馒头、烙饼、面包、饼干等；薯类包括马铃薯、红薯等，可替代部分主食。全谷物保留了天然谷物的全部成分，是理想膳食模式的重要选择之一，也是膳食纤维和其他营养素的重要来源。我国传统膳食中常见的全谷物包括小米、玉米、荞麦等。

第二行：蔬菜类

蔬菜是膳食纤维、微量营养素和植物化学物的良好来源。算盘推荐儿童每日应摄入蔬菜类4～5份，一份蔬菜为生重的可食部100 g，且注意深色蔬菜不低于每日总体蔬菜摄入量的1/3。蔬菜包括根菜类，嫩茎、叶、花菜类，鲜豆类，茄果类，葱蒜类，薯芋类，水生蔬菜类和野生蔬菜类。深色蔬菜是指深绿色、深黄色、紫色、红色等有色蔬菜，每类蔬菜提供的营养素略有区别，深色蔬菜一般富含维生素、植物化学物和膳食纤维。

第三行：水果类

水果也是膳食纤维、微量营养素和植物化学物的良好来源。算盘推荐儿童每日应摄入水果类3～4份，一份水果为100 g。但香蕉、枣等含糖量高的水果，一份重量较低。瓜类水果水分含量高，一份重量稍偏大。水果包括仁果、浆果、核果、柑橘类、瓜果和热带水果。建议吃新鲜水果，在鲜果供应不足时可选择一些含糖量低的干果制品和纯果汁。

第四行：动物性食物类

新鲜的动物性食物是优质蛋白质、脂肪和脂溶性维生素的良好来源。算盘推荐儿童每日应摄入动物性食物2～3份。动物性食物包括禽畜肉、蛋类、水产类。

一份动物性食物重量为 40～50 g，但当摄入的畜禽肉类为肥肉时，由于其含有较多的脂肪，每份重量应降低为 20～25 g。同时，由于各类食物营养素含量不同，如畜肉脂肪含量较高但血红素铁含量丰富，水产类富含优质蛋白、维生素和矿物质等，因此在日常摄入中，应保持各类动物性食物的均衡并适当限制加工肉类制品摄入。

第五行：大豆坚果奶类

大豆坚果和奶类是蛋白质和钙的良好来源。算盘推荐儿童每日应摄入大豆坚果奶类食物 2～3 份，一份大豆重量为 20～25 g，一份坚果为 10 g，一份奶类食物为 200～250 ml。大豆包括黄豆、黑豆和青豆，其常见制品包括豆腐、豆浆、豆腐干、腐竹和腐皮等。坚果包括花生、葵花籽、核桃、杏仁和榛子等，可作为菜肴配料或零食等，是食物多样化的良好选择。奶类包括鲜奶、酸奶、奶粉和奶酪等，是钙的重要来源，为满足骨骼发育的需要，学龄儿童应保证每天喝奶 300 ml 或相当量的奶制品。

第六行：油盐类

油、盐作为烹饪调料，是建议尽量少吃的食物，油也是膳食脂肪摄入的重要来源。算盘推荐儿童每日摄入油盐适量。由于脂肪提供能量较高，在多数动物性食物中均含有脂肪，所以烹饪用油应适量。烹调油包括各种动、植物油，动物油包括猪油、牛油、黄油等，植物油包括花生油、豆油、菜籽油、芝麻油、调和油等。动物油富含饱和脂肪酸，而植物油富含不饱和脂肪酸，因此烹调用油也应尽量做到多样化。

指导意义

中国儿童平衡膳食算盘是平衡膳食的可视化模板，是学龄儿童膳食指南推荐的总结和核心精神体现。算盘覆盖了六大类儿童必需的基本食物，以提供充足的营养素和能量；同时，算盘结构以植物性食物为主、动物性食物为辅，并建议少油盐，提出了每餐大致食物组成及食物份数，以保障儿童正常的生长发育，促进健康。

常见食物的标准分量

食物类别		每份重量/g	能量/kcal	备注
谷类		50～60	160～180	面粉 50 g=70～80 g 馒头 大米 50 g=100～120 g 米饭
薯类		80～100	80～90	红薯 80 g=马铃薯 100 g （能量相当于 0.5 分谷类）
蔬菜类		100	15～35	高淀粉类蔬菜，如甜菜、鲜豆类，应注意能量的不同，每份食用量应减少
水果类		100	40～55	100 g 梨和苹果，相当于高糖水果如枣 25 g，柿子 65 g
畜禽肉类	瘦肉（脂肪含量＜10%）	40～50	40～55	瘦肉脂肪含量＜10% 肥瘦肉脂肪含量 10%～35%
	肥肉（脂肪含量 10%～35%）	20～25	65～80	肥肉和五花肉脂肪含量一般超过 50%，应减少食用
水产品类	鱼类 虾贝类	40～50	50～60 35～50	
蛋类（含蛋白质 7 g）		40～50	65～80	鸡蛋 50 g
大豆类（含蛋白质 7 g）		20～25	65～80	黄豆 20 g=北豆腐 60 g=南豆腐 110 g=内酯豆腐 120 g=豆干 45 g=豆浆 360～380 ml
坚果类（含油脂 5 g）		10	40～55	淀粉类坚果相对能量较低，如葵花籽仁 10 g=板栗 25 g=莲子 20 g（能量相当于 0.5 分油脂类）
乳制品	全脂（含蛋白质 2.5%～3.0%）	200～250 ml	110	200 ml 液态奶 =20～25 g 奶酪 =20～30 g 奶粉
	脱脂（含蛋白质 2.5%～3.0%）	200～250 ml	55	全脂液态奶：脂肪含量约 3% 脱脂液态奶：脂肪含量＜0.5%
水		200～250 ml	0	

注：

1) 谷类按 40 g 碳水化合物等量原则进行代换，每份蛋白质大约 5 g。薯类按 20 g 碳水化合物等量原则进行代换，能量相当于 0.5 分谷类，每份蛋白质大约 2 g。

2) 蛋类和大豆按 7 g 蛋白质，乳类按 5～6 g 蛋白质等量原则代换。脂肪不同时，能量有所不同。

3）畜禽肉类、鱼虾类以能量为基础进行代换，同时考虑到不同食物种类脂肪含量的区别。

4）坚果类按 5g 脂肪等量原则进行代换，每份蛋白质大约 2g。

（作者系四川省营养学会副理事长，四川大学华西第二医院教授、博士研究生导师）

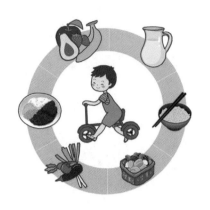

调整膳食结构
防止孩子青春期提前

／成果

根据近两年医院内分泌科门诊量的统计，现在孩子出现青春期性特征的年龄越来越低龄化。与十年前相比，现在的孩子发育提前了两到三年，孩子们"急切长大"的趋势日益明显。各位家长，你们可知道影响儿童青春期启动的因素有哪些？

青春期启动的早晚与遗传、环境等多种因素密切相关。其中，膳食因素是环境因素中非常重要的一类。已有证据显示，以下因素均可对青春期启动产生影响：总体膳食质量；食物摄入，如奶类及肉类；能量的摄入；营养素的摄入，如蛋白质、脂肪、膳食纤维及钙、镁等。另外，儿童超重可能是近年来青春期启动提前的原因之一，尤其对女孩而言，体重超重及体脂含量较多与青春期启动提前密切相关。

那植物蛋白质或动物蛋白质摄入对青春期发育启动有没有影响呢？有。在众多的膳食营养因素中，蛋白质摄入与青少年青春期启动的关系已得到了较为明确的结论。目前，研究者普遍认为：动物蛋白质摄入较多的儿童，青春期启动较早，最多可提前约0.6岁；相反，植物蛋白质摄入较多的儿童，青春期启动较迟，最多可推迟约0.6岁。

富含动物蛋白质的食物包括肉类、奶类及蛋类，如猪瘦肉、牛肉、牛奶、鸡蛋等。富含植物蛋白质的食物主要包括豆类及其制品，如大豆、豆腐、豆腐干等。

(作者系四川省营养学会副理事长，四川大学华西第二医院教授、博士研究生导师)

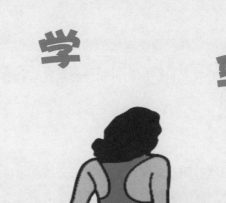

学

孕

科

育

准妈妈孕期营养及体重管理

/李春瑶

多数准妈妈在怀孕后，营养问题便成为全家人关注的焦点。有的担心营养不够，有的担心体重增长过快影响身材。那孕期饮食有哪些注意事项？准妈妈体重增长多少适宜呢？

孕期营养

孕期，这个特殊的生理时期，要保证准妈妈每日摄入足够的营养，必须做到均衡膳食。孕早期除维持孕前平衡膳食外，还需饮食清淡易消化，不吃油腻、煎炸、熏烤的食物，少吃加工食品。孕早期反应严重时，少食多餐，保证每天至少摄入 150 g 主食，若三餐主食不足，可根据自己的喜好选择一些脂肪含量较低、香精较少的面包、饼干等。完全不能进食则应及时就医。进入孕中晚期的准妈妈，在孕前膳食的基础上，增加奶类 200 g/d，增加动物性食物（鱼、禽、蛋、瘦肉）50～125 g/d，以满足对蛋白质、维生素 A、钙等营养素和能量的需要。每周食用2～3 次鱼类，1 次以上含 n-3 多不饱和脂肪酸较多的深海鱼类，如三文鱼、鳕鱼。

很多准妈妈都知道要尽早补充叶酸，除了常吃富含叶酸的食物（绿叶蔬菜、动物肝脏、蛋类等），另外还需服用叶酸片。除此之外，准妈妈还需注意补充微量元素。孕期特别是孕中晚期常吃含铁丰富的食物，尽量选吸收率较高的动物血、肝脏及红肉等，铁缺乏严重者可在医师指导下适量补铁。其次，孕中晚期每日摄入钙 1 000 mg，每日摄入至少 250 g 奶类、100 g 豆制品、适量绿叶蔬菜和其他含钙食物。另外，提倡在整个孕期选含碘食盐，每周摄入 1～2 次含碘海产品。

体重管理

准妈妈的每日能量需求相比同年龄段的女性并没有增加太多，所以没必要大吃大喝，这样很容易造成体重增长过多。产妇肥胖和过度的孕期增重与先兆子痫、妊娠糖尿病等疾病的发生密切相关。孕期体重管理对准妈妈及后代的健康至关重要。

若无医学禁忌，孕中晚期每天应进行 30 分钟的低中强度身体活动，最好是 1～2 小时户外活动，可选择速度低于 7 km/h 的慢跑、游泳、打乒乓球、做家务活等。另外，饮食上注意少量多餐、粗细搭配、种类多样，尽量不选择含糖分、油脂高的食物，做到体重增长适宜。

（作者系四川省营养学会会员、解放军第四五二医院临床营养科营养师）

二胎孕前营养与优生

/孙玲玲

随着二孩、三孩政策的放开，一些家庭计划再生育。很多妇女认为自己有过生育经验，因此对二胎没有头胎重视，经常听到有些妈妈说："我第一胎都正常的，这胎能有什么问题？"其实现在怀二胎的妇女普遍存在年龄大、生育能力下降、受孕困难、流产、生育缺陷新生儿概率增加等问题，并且经过头胎生育、哺乳后，体内钙、铁等微量元素流失严重，而母亲对孩子的健康从遗传和营养上均有很大影响，因此二胎妇女必须重视孕前营养。孕前营养不良与妊娠期贫血、胎儿生长受限、产后出血、新生儿低体重、神经系统异常等有关；孕前营养过剩与妊娠糖尿病、巨大儿、胎儿畸形等有关；孕前营养状况和孩子成年后慢性病的发生率也有很大关系。

国内外有研究表明，对母亲营养状况的适时、有效干预，给予合理的膳食指导，对提高生殖能力、提高成功妊娠率、降低孕期并发症、改善妊娠结局、降低后代发生代谢性疾病的概率均能产生明显的效果。根据我国《孕前和孕期保健指南（第1版）》建议，准备怀孕的夫妻一般要提前3个月到1年对饮食进行健康调整，且越早开始越好。

二胎孕前需要做足准备

1. 要到妇幼机构进行孕前检查，尤其距离上次妊娠时间较近、有异常分娩史、剖宫产史、慢性病史、家族遗传病史等要进行孕前风险评估。

2. 到营养科请专业营养师做营养分析咨询，均衡饮食，适当运动，保持良好的身体质量指数，避免体重过轻或过重。

3. 孕前 3 个月补充叶酸或含叶酸的多种维生素制剂。

4. 避免接触酒精、咖啡等饮料以及油炸食品、香辣调料和烟熏食品。

5. 保持良好的生活习惯，避免接触不良环境等。

（作者系四川省营养学会青年工作委员会委员、四川省妇幼保健院副主任医师）

"3步"管理好孕期体重

/成
果

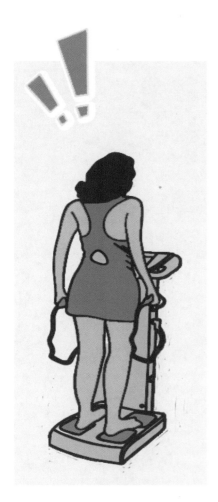

在生活中，我们常见到怀孕后盲目进补的孕妇，她们认为自己吃得越多孩子就会长得越好。殊不知，这是一种误区。孕期体重增长过多，对于母体，可增加妊娠糖尿病、高血压、充血性心衰及分娩巨大儿而产生的难产及剖宫产的风险；对于子代，可增加巨大儿、胎儿窘迫、新生儿窒息，甚至死亡的发生风险。但孕妇体重增长过少，也会增加胎儿生长受限，分娩低体重儿、早产儿等风险。为了减少以上情况的发生，孕期体重管理十分重要。

那么，孕妇如何将体重增长控制在适宜的范围呢？

首先我们要做好孕期体重监测，分为三个步骤：

第一步：学会计算孕前身体质量指数（BMI）

BMI 是评估体重与身高比例的参考指数，

根据身高和孕前体重，可计算：孕前 BMI ＝孕前体重（kg）/ 身高的平方（m）。例如：孕妇李女士，身高 160 cm，孕前体重 50 kg，那么她的孕前 BMI ＝ 50/1.6^2=19.5。

第二步：依据不同的孕前 BMI，找到自己相应孕期体重增长目标

根据世界卫生组织（WHO）的标准，孕前 BMI 可分为消瘦（BMI ＜ 18.5）、正常体重（BMI 为 18.5～24.9）、超重（BMI 为 25.0～29.9）和肥胖（BMI ≥ 30.0）4 个等级。在 2009 年，美国国家科学院医学研究所（IOM）按照 WHO 标准，针对不同孕前 BMI 等级的孕妇给出具体孕期增重建议：孕早期建议增重 0.5～2 kg，对消瘦、正常体重、超重、肥胖的孕妇孕中晚期的推荐增重速率分别为 0.44～0.58 kg/w、0.35～0.50 kg/w、0.23～0.33 kg/w、0.17～0.27 kg/w。

第三步：根据不同的孕前 BMI，选择相应的体重监测图进行孕期体重监测

要使孕期体重增加在适宜范围内，以下三点要注意：

1. 定期监测体重并保障孕期膳食营养的均衡，膳食营养要满足孕妇和胎儿的生理需要。《中国居民膳食指南（2016）》中明确指出：孕早期体重变化不大，可每月测量 1 次，孕中晚期应每周测量体重；体重增长不足者，可适当增加高能量密度食物的摄入；体重增长过多者，应在保证营养素供应的同时注意控制总能量的摄入。

2. 咨询产科医生后，若孕妇没有运动禁忌证，可进行适量的运动，如散步、快走、游泳、瑜伽等。健康的孕妇每天应进行不少于 30 分钟的中等强度身体活动。

3. 建立良好的生活习惯。生活作息规律，保证充足的睡眠，防止内分泌紊乱引起的体重异常。另外，有研究表明，孕期抑郁也与体重的异常增长有关，故保持心情舒畅也很重要。

（作者系四川省营养学会副理事长，四川大学华西第二医院教授、博士研究生导师）

月子期正确喝汤

/吴晓娜

乳房胀却无乳汁分泌怎么办?

乳房胀却没有乳汁流出,说明乳房中有奶,只是乳腺不通,导致了乳汁不能正常分泌。此时,千万不可喝催奶类的汤水,如鱼汤、鸡汤等,因为乳房中有乳汁流不出,乳房会发亮,内中结块。此时再喝催乳类汤,无异于火上浇油,甚至有可能引起乳腺炎。此时应该喝有通乳腺功效的汤药(如疏肝通乳汤,此方为中药处方药,请咨询医生)。在喝有通乳腺功效的汤药的同时,再辅以人工按摩和毛巾热敷,让婴儿多吮吸奶头,以促进乳汁分泌。

乳汁分泌量与产妇每天摄入的水量密切相关,因此产妇宜多喝一些汤水。但汤水的能量密度不能过高,如果过量喝汤会影响其他食物(如主食和肉类等)的摄取,造成贫血和营养不良等问题,因此喝汤也应讲究科学。

剖宫产的产妇,在手术6小时后可以先喝点萝卜汤,帮助因麻醉而减弱蠕动的胃肠道恢复正常功能,以肠道排气作为可以开始进食的标志。术后第一天,一般以米粉、藕粉、果汁、鱼汤、肉汤、肠内营养制剂等流质食物为主,分6~8次给予,忌用牛奶、豆浆、大量蔗糖等胀气食品及高蛋白质饮食。

餐前不宜喝太多汤,以保证能量摄入。可在餐前喝半碗至一碗汤,待到餐后八九成饱后再喝一碗汤。喝汤的同时要吃肉。肉汤的营养成分大约只有肉的 1/10，为了满足产妇和婴儿的营养，应该连肉带汤一起吃。可根据产妇的身体情况，加入补血的煲汤材料，如红枣、红糖、猪肝等。如乳汁不够，还可加入对催乳有帮助的食材，如仔鸡、黄豆、花生、猪蹄、木瓜等。

同时，要想乳汁分泌旺盛，生产后 30 分钟就应该让婴儿开始吮吸奶头。

（作者系四川省营养学会临床营养分会副主任委员、四川大学华西第二医院临床营养科主任）

产妇进补误区

/吴晓娜

产后营养对于产妇来说，非常重要。孕妇产后营养的功课不仅要做足，而且还要做对，一些常见的误区更要尽量避免。

鸡蛋吃得越多越好。鸡蛋营养丰富，也容易消化，适合孕产妇食用，但并不是吃得越多越好，产妇需要通过品种丰富的食物来获得足够的营养。加之鸡蛋蛋黄中胆固醇含量较高，不宜过多食用，每天吃 1～2 个就足够了。

大量进食动物性食品，其他食品摄入量少。大量进食动物性食品会导致能量和蛋白质、脂肪这些宏量营养素摄入过剩，还会导致维生素、膳食纤维等其他营养素摄入不足，造成营养失衡，不利于产妇及婴儿的健康。鱼、禽、蛋、肉类（含动物内脏）每天摄入总量以 200～300 g 为宜。

喝大量油脂含量较高的汤。太浓、脂肪太多的汤不仅会影响产妇的食欲，还会引起婴儿脂肪消化不良性腹泻。煲汤的材料宜选择一些脂肪含量较低的肉类，如鱼类、瘦肉、去皮的禽类、瘦排骨等，也可喝蛋花汤、豆腐汤、蔬菜汤、面汤及米汤等。

吃大量的红糖。红糖含有丰富的糖类和铁质，能帮助补血，快速提供能量。从中医角度讲，产妇分娩后，元气大损，体质虚弱，吃些红糖有益气养血、健脾暖胃、祛风散寒、活血化瘀的功效。但是，红糖性温，如果产妇在夏季过多摄入，必定加速出汗，使身体更加虚弱，甚至中暑。如果产后长期食用红糖，会使恶露增多，导致慢性失血性贫血。因此，产妇不可长期大量食用红糖。

月子里不吃水果，即使吃也用高温加热。水果里含有丰富的维生素、膳食纤维和微量元素，除产后3～4天不要吃特别寒性的水果，如梨、西瓜等，在接下来的日子里，应该每天吃200～400g水果。

月子里忌口。月子里忌口，在民间甚为流传，这种习俗是不科学的。其实，产后需要充足丰富的营养，一是用来补充怀孕和分娩时的大量消耗，二是要产生大量的乳汁哺喂婴儿。若忌口太多，饮食过于单调，容易导致产妇和婴儿营养失衡。因此，月子里五谷杂粮、鸡、鱼、肉、蛋、奶、新鲜蔬菜和水果都应该吃，并且要比平常多吃一些，才能保证产妇和婴儿的营养需要。

（作者系四川省营养学会临床营养分会副主任委员、四川大学华西第二医院临床营养科主任）

产妇的营养应分阶段调理

/ 吴晓娜

产妇从胎儿分娩，到生殖器官恢复至非妊娠状态一般需要6~8周，这段时间在医学上称为产褥期，民间俗称"坐月子"。产褥期是妇女一生中非常特殊的阶段。妊娠和分娩使妇女在心理和生理上都发生了很大变化，需要较高的营养补给，以恢复健康；又因喂养婴儿须分泌优质的乳汁，故乳母的膳食营养素摄入量要高于非孕妇女。乳母的合理营养关系到婴儿的正常生长发育，以及乳母近期的生理调整和乳母远期的健康状况。总之，产后合理营养的原则为：饮食均衡，清淡易消化，数量充足，品种多样化，少食多餐，一日5~6餐。

乳母饮食营养，建议循序渐进，分阶段进行调理

第一周：以利水消肿、排除恶露、润肠通便，促进子宫收缩、促进组织修复、通乳、催乳为主，食物中可搭配黄芪、当归、通草、薏米、莲子、益母草、路路通、红枣、猪肉、鸡肉、蔬菜、水果。

第二周：以温补为主，补气养血，培元固肾，食物中搭配党参、杜仲、猪腰、猪肝、白扁豆，同时在第一周的基础上增加牛肉、鱼肉、海产品。

第三周及第四周：进补周，膳食调理的目的在于改善体质，预防体虚，可适量进补田七、肉苁蓉、天麻、乳鸽等。

需要提醒的是，多喝汤汁有助于增加乳汁分泌。

另外，哺乳期妇女的合理膳食在一般居民膳食指南的基础上，要增加富含优质蛋白质及维生素 A 的动物性食物和海产品，选用碘盐；产褥期食物多样不过量，重视整个哺乳期营养；心情愉悦，睡眠充足，促进乳汁分泌；坚持哺乳，适度运动，逐步恢复适宜体重；忌烟酒，避免浓茶和咖啡。

产妇合理营养应达到以下目标

1. 逐步补偿妊娠、分娩时所消耗的营养储备，促进各器官、系统功能的恢复。

2. 补足乳汁分泌量与质量的营养需要，为母乳喂养提供保障。

3. 预防体重较孕前增加过多而导致生育性肥胖。

（作者系四川省营养学会临床营养分会副主任委员、四川大学华西第二医院临床营养科主任）

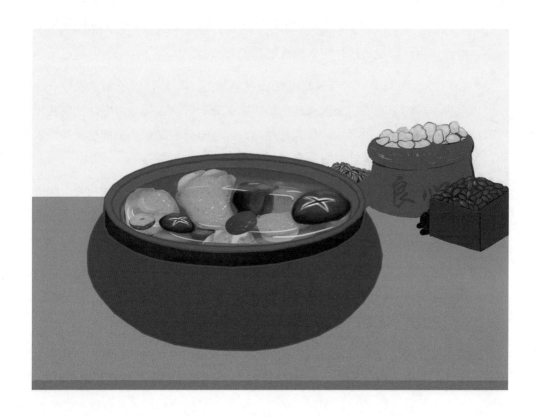

这些方法能有效增加产妇泌乳量

鲍曾
妍
宏果

不少产妇想要坚持母乳喂养却无奈奶量太少。奶量不足已成为母乳喂养道路上的一个"拦路虎"。那么，有哪些方法能有效增加泌乳量，促进母乳喂养呢？

愉悦心情，树立信心。家人应充分关心乳母，经常与乳母沟通，帮助其调整心态，舒缓压力，愉悦心情，树立母乳喂养的自信心。

尽早开奶，频繁吸吮。分娩后开奶应越早越好，坚持让孩子频繁吸吮（24小时内至少10次）；吸吮时将乳头和乳晕的大部分同时含入婴儿口中，让婴儿吸吮时能充分挤压乳晕下的乳窦，使乳汁排出，又能有效刺激乳头上的感觉神经末梢，促进泌乳反射，使乳汁越吸越多。

合理营养，多喝汤水。乳母每天的乳汁分泌量与摄入的水量密切相关，因此产妇宜多喝汤水，但汤水的能量密度不高，如果过量饮汤会影响主食和肉类等其他食物的摄取，造成贫血和营养不足等问题，因此喝汤也应讲究科学。

生活规律，保证睡眠。尽量做到生活有规律，每天保证8小时以上睡眠时间，避免过度疲劳。此外，产后按摩是帮助母亲建立泌乳反射的重要手段，按摩的方式主要有背部按摩和乳房按摩两种。

需要注意的是，要增加泌乳量不能单靠一种方法，应该整体调节，注意按需哺乳。新手妈妈在平时生活中，既要注意饮食，还要保证充足的休息和睡眠时间，只有妈妈自己健康了，才能为婴儿提供更多、更好的乳汁。

（作者曾果系四川省营养学会常务理事、四川省营养学会妇幼营养分会主任委员、四川大学华西公共卫生学院教授，鲍妍宏系中国铁路成都局集团有限公司成都铁路卫生监督所公共卫生监督室医师、监督员）

妊娠期糖尿病饮食疗法

/龚云辉

妊娠糖尿病（GDM）是指在妊娠期间首次发现或发生的糖尿病，世界各国发生率为1%～14%。GDM不仅会使孕妇妊娠期高血压、羊水过多、早产、孕后2型糖尿病发生率增加，还会对胎儿造成不良影响，如巨大儿、成年后肥胖、糖尿病等发生率及并发症风险增加。可通过饮食、运动、服用药物等方式使得GDM孕妇的血糖控制在正常范围，其中最经济、可行、普遍、无伤害的方法是饮食疗法。

饮食疗法控制妊娠期血糖有以下几方面需要注意：

能量换算。 GDM孕妇需根据孕前BMI水平合理控制孕期增重，在此基础上计算每日所需总能量，进食按照早餐10%～15%，午餐30%，晚餐30%配比，每次加餐5%～10%。①体重过轻者（BMI＜18.5），孕期可增重12.5～18.0 kg，前3月增重2.2 kg，后期增重可略＞0.5 kg/周，以35～40 kcal/kg能量系数计算，则每天需2 000～2 300 kcal。②正常体重者（BMI在18.5～24.9之间），孕期可增重11.5～16 kg，前3月增重1.5 kg，后期增重0.5 kg/周；以30～35 kcal/kg能量系数计算，则每天需1 800～2 100 kcal。③超重（BMI在25.0～29.9之间）和肥胖者（BMI≥30.0），孕期可增重7.0～11.5 kg，前3月增重1 kg，后期增重＜0.3 kg/周，以25～30 kcal/kg能量系数计算，则每天需1 500～1 800 kcal。需要注意的是，妊娠中、晚期应在上述能量水平再增加200 kcal/d，多胎妊娠者需在单胎基础上增加200 kcal/d。例如：一名29岁的GDM孕妇，26周孕，单胎，身高165 cm，体

重 65 kg，孕前体重 55 kg，职业是会计，若采取饮食疗法，第一步：计算体重指数等于 20.2；第二步：计算每日所需总热量，按照前述的能量摄入标准，该孕妇每日应摄入能量标准为 30～35 kcal/kg，则全天所需总能量：55×（30～35 kcal/kg）+ 200 kcal=1 850～2 125 kcal。

碳水化合物。每日碳水化合物比例为 45%～50%，过于肥胖者，碳水化合物构成比需降到 40% 以下，且 GDM 孕妇应尽量食用血糖指数较低的碳水化合物，如燕麦、荞麦、大麦、豆类等，尽量不吃富含单糖或双糖的食物，如汽水、果汁以及大部分甜点、饼干。牛奶含的乳糖量很高，且乳糖是一种单糖，为了减少糖负荷，GDM 孕妇可以少量多次喝奶。碳水化合物应在全天均衡分配。清晨体内产生的胰岛素抵抗激素浓度最高，故早餐较其他餐次更不易耐受碳水化合物，早餐中碳水化合物比例宜少，约占早餐总能量的 33%。

蛋白质。每日蛋白质比例为 20%～25%，GDM 孕妇与非 GDM 孕妇对蛋白质的需要量是相同的，在妊娠中晚期，蛋白质的摄入量应相应增加，其中至少一半来自动物类优质蛋白质和大豆蛋白。

脂肪。每日脂肪比例为 20%～30%，GDM 孕妇多伴有高脂血症，应减少饱和脂肪酸和胆固醇的摄取。食用油建议交替使用花生油、大豆油、葵花籽油、菜籽油、茶油和橄榄油。

矿物质。GDM 孕妇妊娠期间更要注意摄入足够的纤维和钙。食物纤维有降低空腹血糖和餐后血糖以及改善葡萄糖耐量的作用，孕中晚期的孕妇易便秘，所以，GDM 患者更应摄入足够的纤维（每日摄入量 ≥ 40 g）以降低血糖和防治便秘。孕中晚期由于钙需要量增加，而 GDM 孕妇的微血管病变促进了妊娠高血压综合征的发生概率，因此 GDM 孕妇需补充牛奶及其制品和钙剂。

维生素。孕妇应多食用新鲜水果、蔬菜以满足每日补充多种维生素的需求，在食用水果时，应注意若是含糖量较高的水果，则应少量多次食用为宜。

GDM 孕妇妊娠期间饮食注意事项归纳为：少食多餐、营养充足、控制血糖、及时监测。如果血糖值严重超过正常范围，则应配合药物或运动疗法，可由专业营养师结合孕妇自身情况给出具体措施。

（作者系四川省营养学会青年委员会副主任委员、四川大学华西第二医院副主任医师）

合理的生活方式可控制妊娠糖尿病

/何苗

近年来，妊娠糖尿病（GDM）发病率逐年升高。大多数 GDM 患者无明显的临床表现，部分患者会出现三多（多饮、多食、多尿）、羊水过多等症状。有些患者确诊患上 GDM 或者出现相关症状后，担心血糖波动，便减少主食、肉类、水果等的进食量，甚至减少每日饮水量。其实，这类做法都是不可取的，要知道血糖的调控受很多因素影响，主要包括内分泌、饮食、运动、精神状态、睡眠等。现在我们就来讲讲 GDM 患者的营养管理。

放松心情，保证良好睡眠。机体胰岛素、胰高血糖素等相关激素水平是决定血糖的内在因素，当存在胰岛素抵抗、超重、肥胖、紧张、焦虑等情况时，机体血糖调控能力显著下降，发生 GDM 的风险也相应增加。所以，预防 GDM 应从孕前开始，适当减重，养成良好的生活习惯是非常必要的。

合理饮食、运动管理。70%～85% 的 GDM 患者能够通过改变生活方式控制糖尿病。少食多餐、选择低升血糖指数的主食、餐后合理运动都可以有效降低餐后血糖。低升血糖指数主食主要包括小米、藜麦、燕麦等杂粮及红豆、黑豆等杂豆，添加这类食物不仅能有效控制血糖波动，还能补充人体必需营养。在没有特殊疾病（如胎膜早破、先兆早产、前置胎盘等）条件下，孕妇餐后可进行 20～30 分钟轻中度运动。运动形式应多样化、个体化，散步、瑜伽、孕妇体操、上肢运动、一般家务活等均是适合孕妇的运动。

适量饮水更健康。《中国居民膳食指南（2016）》明确指出，成年人每日应适量饮水，每日饮水量为 1 500～1 800 ml。由于孕期机体代谢率增高、代谢废物增多，适量饮水显得尤为重要。适量饮水可以有效地帮助代谢废物排出，同时减少泌尿系统感染，降低宫内感染的风险；有助于保持大便通畅，减少食物残渣在肠道中的重吸收，具有一定稳定血糖的效果，还能在一定程度上降低血液黏稠度。值得注意的是，部分 GDM 患者的饮水量需根据自身病情进行调整。严重 GDM 患者会累及肾脏，这类患者需要严格限制水、盐的摄入量，避免加重肾功能负担。此外，妊娠合并心功能不全、肺水肿、高血压等疾病也需要控制饮水量。

总之，GDM 患者做到合理饮食、合理运动、保持心情舒畅、养成良好的生活习惯、适量饮水等，都能有效地调控血糖和减少血糖波动。

（作者系四川省营养学会会员、四川大学华西第二医院临床营养科营养师）

身材管理

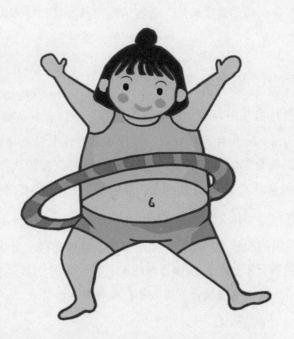

合理"吃""动"保持健康体重

/成
果

体重是客观评价人体营养和健康状况的重要指标，体重过高或过低都是不健康的表现。体重过低一般反映能量摄入相对不足，易导致营养不良等；体重过高反映能量摄入相对过多或活动不足，易导致超重和肥胖，可显著增加2型糖尿病、冠心病及结肠癌等疾病的发生风险。适宜的食物摄入量和身体活动量是维持健康体重的两个主要因素。那么，如何保持健康的体重呢？

控制能量摄入　做到食不过量

能量需要量是指长期保持良好的健康状态、维持良好的体型和理想活动水平所需要能量的量，它与年龄、性别、生理状态、体重以及身体活动量等有关。根据《中国居民膳食营养素参考摄入量（2013版）》，我国成年人（18～49岁）轻体力活动者能量需要量，男性为2 250 kcal，女性为1 800 kcal。

食不过量是指每天摄入的各种食物所提供的能量应不超过也不低于人体能量需要量。食物提供的能量有所不同，如蔬菜是低能量食物，而油、高脂肪食物和肉能量较高。做到食不过量，需要合理搭配食物，定时定量进餐，推行分餐制，每顿少吃一两口，减少高能量食品摄入和在外就餐次数等。

增加能量消耗　保证适宜身体活动量

人体的能量消耗包括基础代谢、身体活动、食物热效应以及生长发育的需要四个部分。一般来说，成人身体活动的能量消耗应占总能量摄入量的 15% 以上。

身体活动量是决定健康效益的关键，而且适当的身体活动量既能增进健康，又能愉悦心情。建议成人积极参加日常活动和运动，将运动列入每天的时间表，培养运动意识和习惯，有计划安排运动，循序渐进，并逐步增加运动量，达到每周建议量。推荐每周至少进行 5 天中等强度身体活动，累计 150 分钟以上，平均每天主动身体活动量步行 6 000 步，可以一次完成，也可以分 2～3 次完成。还可以把身体互动融入日常生活和工作中，例如：利用上下班时间，尽可能增加"动"的机会；减少久坐时间（久坐者，每小时起来活动一下），少看电视、手机和电脑等；运动多样化，生活、娱乐、工作与运动锻炼相结合。

（作者系四川省营养学会副理事长，四川大学华西第二医院教授、博士研究生导师）

身体质量指数可判断是否超重

/成
果

什么是 BMI、BMI SDS？

身体质量指数（BMI），又称体重指数，是一种计算身高和体重的指数，是评价 18 岁及以上成人群体营养状况的常用指标。它反映了体型胖瘦程度，而且与皮褶厚度、上臂围等营养状况指标的相关性也较高。BMI 作为成人超重、肥胖的监测与判断指标已被广泛应用，并得到国际上的一致认可。

儿童处于生长发育中，且男孩、女孩的生长模式有别，因此判定儿童是否超重、肥胖，年龄和性别都是需要考虑的因素，不同年龄的男孩、女孩超重、肥胖的判定界值有所差异。不同年龄或性别的儿童，其 BMI 一般不用于直接比较，而是使用控制了年龄和性别影响的 BMI 标准差评分（BMI SDS），即使是不同年龄段或性别的儿童，也可以用该指标来衡量其超重、肥胖程度。

怎样判断自己是否超重、肥胖？

BMI 是应用最为广泛的判断成人超重、肥胖的指标，国际上通常用世界卫生组织（WHO）制定的 BMI 界限值，即 BMI 在 25.0～29.9 为超重，BMI ≥ 30 为肥胖。为了制定适用于我国人群的超重、肥胖判定标准，国际生命科学学会中国办事处中国肥胖问题工作组根据我国人群大规模测量数据，汇总分析了 BMI 与相关疾病患病率的关系，提出对中国成人判断超重和肥胖程度的界限值，即 BMI < 18.5 为体重过低，BMI 在 18.5～23.9 为体重正常，BMI 在 24.0～27.9 为超重，BMI ≥ 28

为肥胖。

儿童超重肥胖程度的判定较成人更为复杂，不同性别、年龄的儿童超重、肥胖的界值点需分别确定，常用的超重、肥胖筛查界值点选择方法有与成人界值点接轨法、百分位法和标准差分数法（Z分值法）。中国肥胖问题工作组以"2000年全国学生体质调研"为参照人群，共调查汉族7～18岁儿童24万余人，采用百分位法确定了我国7～18岁儿童超重肥胖筛查的BMI界值点。例如，若要判断某位7岁男童（BMI=18.2）是否超重、肥胖，只需将该男童的BMI与标准中7岁男童超重、肥胖的筛查界值（BMI≥17.4为超重，BMI≥19.2为肥胖）作比较即可得知，经判断该男童应为超重。

应用BMI判断超重、肥胖的局限性

研究表明，大多数个体的BMI与身体脂肪的百分比含量有明显的相关性，能较好地反映机体的肥胖程度，但也存在局限性，比如肌肉很发达的运动员或者有水肿的病人，若采用BMI值判定，则可能会过高地估计其肥胖程度；老年人的肌肉组织与其脂肪组织相比，肌肉组织的减少较多，计算的BMI值可能会过低估计其肥胖程度。因此，如有适当仪器条件时，可同时测定体脂率，这样能够更准确地判断超重、肥胖程度。

（作者系四川省营养学会副理事长，四川大学华西第二医院教授、博士研究生导师）

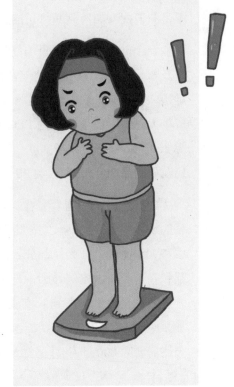

如何判断每日的能量摄入量是否合理?

刘李香玉

吃动平衡,就是每日的能量摄入≈能量消耗。如果能量摄入＞能量消耗,那么多余的能量囤积在体内,就会带来体重的增加和体型的肥胖;反之将带来体重不足和消瘦。如何判断每日的合理摄入量呢?

一个健康成年人每日的能量摄入在 30～35 kcal/kg,但是还要根据自己的体型及每日的活动量灵活调整,比如活动强度大一些的,可以将每千克体重的能量摄入量上调。《中国居民膳食营养素参考摄入量(2013 版)》指出,一个健康成年人每日的能量摄入为 1 800～2 400 kcal。分配到各类食物中相当于每日谷薯类 250～350 g、蔬菜类 300～500 g、水果类 200～300 g、鱼禽肉蛋类 120～200 g、奶及奶制品 300 g、大豆类 25～35 g、油脂类 25 g(这里的重量都是指食物生重)。

中国居民平衡膳食餐盘(以下简称"餐盘")可以帮助你简单直观地进行一餐的均衡搭配。"餐盘"按照平衡膳食的原则,描述了一人一餐中膳食的食物组成和大致比例,分为 4 部分:谷薯类、鱼肉蛋豆类、蔬菜类和水果类。其中,蔬菜和谷薯类所占比例最大,是膳食中的重要组成部分;按照重量计算各类食物占一餐的总量比例从高到低依次为:蔬菜类 34%～36%、谷薯类 26%～28%、水果类 20%～25%、鱼肉蛋豆类 13%～17%。另外,不要忘记"餐盘"提示的——每天还需要喝 300 ml 牛奶。

同时还要注意以下原则：主食中最好有 1/3 的粗杂粮和杂豆类，比如燕麦、玉米、红豆等；蔬菜的选择要多"色"，红、绿、黄等深颜色的蔬菜要占到 1/2 以上，土豆、山药、莲藕等块茎类的蔬菜要当成主食来吃；肉类要挑肥拣瘦，优先选择鱼禽类，吃鸡蛋不要扔掉蛋黄；每天喝点牛奶，多吃点豆制品，一周吃几次坚果；注意烹调方法，少盐少油；在外就餐时尽量少选油炸、油煎和口味重的食物；足量饮水，每天 7～8 杯水，总量为 1500 ml，不喝或者少喝含糖饮料。

均衡膳食是保持健康体重的基石，但不要忘记"慧"吃同样是健康路上的助力军，愿大家能吃"慧"吃，保持健康体重。

（作者李香玉系北京市二龙路医院营养师，刘言系四川省营养学会理事、成都市第一人民医院临床营养科营养师）

减肥不能急

/ 雷敏

从能量守恒定律角度来讲，能量既不会凭空产生，也不会凭空消失，想减肥只有做到"入不敷出"才可能。每减少1kg脂肪组织就需要减少或丢失7700kcal能量，因此，减肥的你只有比平时摄入的热量更少，或额外消耗能量更多，才可能实现减肥。

如果按照15天减1kg脂肪的速度来控制每日能量，可以如下进行。男性（轻体力活动）在2250kcal/d的基础上减少300~500kcal/d，约500kcal/餐，这一餐可以这样吃：谷类50g+鸡蛋1个+牛奶250g+蔬菜250g+植物油5g；女性（轻体力活动）在1800kcal/d的基础上减少300~500kcal/d，约400kcal/餐，这

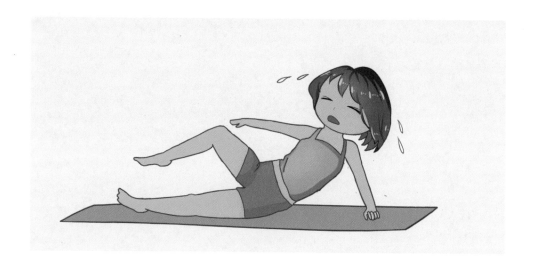

一餐可以这样吃：谷类50g＋瘦肉100g＋豆腐50g＋蔬菜200g＋植物油5g＋食盐2g。

减肥是一个长期、缓慢的过程，是让人养成良好生活习惯的过程。"一嘴吃不成个胖子，一天减不成个瘦子"，打持久战也是必然的，再说了，脂肪细胞也是有记忆的，"减得快，反弹得也快"。一般情况下，多数肥胖的成年人在刚开始减肥的1～2个月，每个月可减重3～4kg；此后，每个月减重1～2kg是较适宜的。

减肥期间可以多选用全谷物＋杂豆和薯类来替代精制谷物，增加膳食纤维的摄入，增强饱腹感。还可以增加蔬菜的摄入，因为蔬菜体积大、饱腹感强但热量很低。另外，在肉类食品中可更多地选择低脂肪的鱼虾和禽类（统称"白肉"），尽量避免高脂、高能量的肥肉和荤油。烹调方式尽量选择少油的蒸、煮、炖、拌等。

（作者系河北医科大学第三医院营养科医师）

减肥的 4 个常见误区

／常翠青

"当感觉到饿的时候，是在消耗脂肪，在减肥？" ——不是

人感到饥饿是机体的一种保护性反应，告诉你该吃点东西补充能量了。如不及时补充，机体会首先消耗体内储备的糖原，以维持血糖水平；当糖原耗尽，还不吃东西，就会出现低血糖反应，如头晕。只有当长期饥饿时，机体才会动用体内储存的脂肪，此时如果还不进食，短期内大量动用脂肪会出现酮症酸中毒。

"减肥一点甜食都不能吃。" ——不是

这取决于甜食本身所含的能量和甜食的摄入量。经常摄入大量高能量甜食，容易使人发胖。如果甜食本身是低能量食品，其甜味是因为添加了甜味剂，这样的甜食不会使人发胖；另外，虽然甜食是高能量食品，但不是一次性摄入且没有超过一天所需要的总能量，也不会使人肥胖。

"减肥必须戒掉零食。" ——不一定

这取决于你一天的能量摄入和消耗之间的平衡，以及零食的质和量。下列情况不必戒掉零食：

1. 你每天摄入的总能量是固定的，零食只是其中的一部分，并不是额外增加的量；

2. 偶尔吃了额外的零食后，增加运动量将之消耗掉；

3. 以低能量密度零食替换原来经常吃的高能量密度零食。

如果做不到上述几点，为了减肥，还是戒掉零食为好，但应该逐步戒掉，而不是一下子戒掉。

"不吃主食能减肥。"——不推荐

研究发现单纯控制饮食，特别是不吃主食虽然也能减轻体重，但除脂肪组织减少外，肌肉组织也会丢失，新陈代谢率也可能降低，使机体储存脂肪的消耗亦相应减少，导致体重下降速度减慢或不再下降。这时，如果要使体重不反弹或使体重进一步降低，就需要摄入能量更低的食物，而极低能量饮食中的营养素往往不能满足身体的需要，对健康有害。

减肥的正确方式

在控制、减少能量摄入的基础上进行运动是十分重要的。运动能够提高机体的新陈代谢率，消耗体内更多的脂肪，并能强壮肌肉，防止肌肉组织丢失，从而提高饮食减肥的效果，同时可以有效地防止过度控制饮食所造成的副作用。

（作者系北京大学第三医院主任医师）

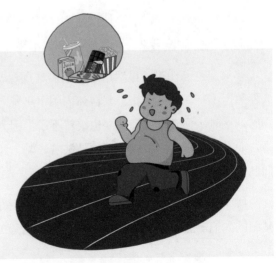

排"宿便"减肥是伪科学知识

王文靖

市面上与减肥相关的谣言数不胜数，其中有一条谣言流传广泛："想减肥？把宿便排了立马瘦十来斤！"很多人一厢情愿地相信排了宿便便瘦了，因为轻了好几斤，却不愿相信，排宿便其实就是拉了回肚子。

兜售排宿便产品的厂家无论吹得如何天花乱坠，其核心离不开一条：肠子很长，并且弯弯曲曲千褶百皱，总会有食物残渣滞留在肠道的褶皱内……其实要揭穿宿便的伪科学，只需要下面这三句话即可：肠子是软的；肠子是会掉皮的；肠子是会蠕动的。有这三个事实，排"宿便"减肥这个伪科学知识便不攻自破。

肠子是软的。没见过人的肠子没关系，红烧肥肠、涮鸭肠肯定吃过吧。虽然动物肠子和人肠有些区别，至少那种软度是类似的。

肠子是会掉"皮"的。最靠近大便的肠上皮细胞，每过三五天就会脱落，新的细胞从下面再长出来，所以连根基都不稳，大便在肠道里是"站不住脚"的。

肠子是会蠕动的。虽然这个问题很难直观展示，但我们可以想象一下，当你被大便憋得不行，肛门即将被来自体内的"洪荒之力"突破，却又找不到坑位释放压力时，这时，你躺下或者倒立也缓解不了，因为将大便向前推进的力量不是地球引力，而是肠道蠕动。所以不管你是站着、躺下还是倒立，大便始终是被肠道蠕动推向肛门的。

综上所述，排"宿便"减肥这个伪科学知识是不成立的。想通过排"宿便"减肥的人们，还是老老实实，通过"管住嘴、迈开腿"的方式，科学健康地减肥吧！

（作者系四川省营养学会公共事业部副部长）

土豆当主食可助减肥

/李心仪

减肥的时候要吃什么，不能吃什么，无论是减肥成功者还是正在减肥中的人都各有说法，而这之中争议最多的当属主食类的食物，如土豆等薯类主食。那么，土豆到底会不会阻碍我们减肥呢？来看看营养师的解答吧。

减肥期间到底能不能吃土豆？

答：当然可以。土豆同稻米、小麦一样是众多主食的一种，在平衡膳食中属于提供碳水化合物以及主要供能物质的角色。但是相比稻米、小麦，土豆又同时扮演着根茎类蔬菜的角色，在大多数家庭的菜单中，土豆往往出现在菜盘子里而非饭碗里。因此，很多减肥人士如果常吃土豆丝、土豆泥等菜品，减肥计划很难成功。殊不知，这并不是吃了土豆的原因，而是膳食搭配有错误，如让土豆直接作为主食，或者让其替代一部分主食，便不会有这方面的问题了。

土豆作为主食，与稻米、小麦相比有何优劣性？

答：作为减肥者的主食，土豆相比于小麦和稻米其实优越性非常大。第一，提供相同能量的土豆体积比稻米和小麦要大很多，也就是说土豆的饱腹感很强，可以在降低能量摄入的基础上，让减肥者不容易感到饥饿，更能坚持减肥计划；第二，土豆所含的碳水化合物中抗性淀粉的比例较稻米和小麦大很多，抗性淀粉具有可溶性膳食纤维的功能，在体内不易被消化吸收，食用后可以帮助通便，降低胆固醇和甘油三酯的吸收，减缓葡萄糖在体内的释放，控制血糖的平衡。

土豆怎么吃能够达到减肥的效果？

答：基本的原则就是将土豆当成主食或者主食的一部分。具体方案如下：

方案一：完全替代主食法，将白米饭或者传统面食按下列比例换成蒸土豆。

25 g 稻米（生重）或 25 g 小麦粉（生重）=100 g 土豆（生重）

方案二：部分替代主食法，当其中一个菜的主料是土豆时，相应将主食减少20 g（生重）左右。

需要注意的是，土豆虽然是一种优质的主食来源，但是采用不健康的烹调方式，如油炸薯条等，也会成为危害健康的隐形杀手。所以少用油炸等烹饪形式，尽量采用清炒、炖、烧、烩等形式烹饪土豆。

（作者系四川省营养学会会员、四川大学华西第二医院临床营养科营养师）

少吃多动　科学减肥

/王文靖

　　每当踏上回家过年的路，你的身体便开始了一年一度的大"丰收"。各种精米精面、大鱼大肉、饮料酒水、糖果糕点下肚后，不仅迫使消化系统全天候超负荷运转，更携带着大量的能量进入身体。面对如此丰富的资源，身体会快速启动最原始的功能——储存能量。当你吃着年夜饭看春晚时，当你举着酒杯跟亲朋好友庆祝新年时，当你嗑着瓜子和家人闲聊时，你的身体一直都在享受着"丰收"的喜悦。于是，经历了大半年的痛苦减肥且稍有成效之后，你终于又回到了最初的起点……

　　这时，各种版本的节后减肥妙招就纷纷出炉。很多人一般从节食开始，有的不吃主食，有的干脆晚饭都不吃……其实关于节食，真的没有必要不吃饭，这种过激的行为也许短时间有效，但身体的脂肪已经形成，过度节食反而会造成身体虚弱，于是你很可能就会成为一名"虚弱的胖子"。

　　想要在节后已经长胖的前提下减肥，仅仅结束暴饮暴食回到节前的饮食是不行的，因为那只是一个摄入和消耗处于平衡的状态，多长的脂肪始终会停留在身上。要消耗多余的脂肪，就要打破这个平衡，跟节前相比，要么是少吃一些，要么是多动一些，要么是少吃又多动。少吃和多动，本身就是最基本的减肥策略，持之以恒，就是最科学有效的减肥办法。

少吃，但是每顿饭都要吃饱。所谓的"五分饱""八分饱"其实不必太在意，更重要的是往胃里填什么东西。少吃是指减少高糖高脂饮食，各种火锅类、糖果糕点类、可乐饮料类、薯条快餐类，这些都是富含能量却没多少维生素、矿物质的食物，吃下去大多时候就是用来增长腰围的，所以要尽量少吃。

多动，分为不怎么花钱的运动和花大价钱的运动。前者主要是指改变一些行动方式，如多走路少坐车、多爬楼梯少挤电梯、别久坐常走动等，这些都是一些小改变，但累积起来就是大变化；后者则是办张健身卡，坚持在健身房里挥汗如雨，也能减肥成功。

（作者系四川省营养学会公共事业部副部长）

饮食减肥贵在坚持

/吕晓华

饮食减肥是在保证机体蛋白质及其他各种营养素正常需求情况下，维持机体摄入能量和消耗间的负平衡状态，以促进脂肪分解并持续相当时间，从而使体重逐渐下降的一种减肥方法。饮食减肥贵在坚持，辅以适当的体育运动效果更佳。本文主要介绍饮食减肥期间的饮食调理方法。

限制总能量。控制总能量的摄入，可以多选择低能量食物。低能量食物有谷类（最好选择粗粮）；豆类，包括黄豆（及其制品）、豌豆、绿豆等；各种蔬菜（深色蔬菜为佳）；水果，如柑橘、菠萝、大枣、猕猴桃等；菌藻类和瘦肉类。

摄入适量蛋白质。摄入适量优质蛋白质可以保证机体细胞组织的正常生长发育，以脂肪少的优质蛋白质（如鱼、禽类、鸡蛋清、牛奶等）或植物性蛋白质食物（如大豆制品等）为佳。

限制脂肪。在选择食物种类上，应少吃含油脂高的食物。一日三餐食物总摄入量应控制在 500 g，烹调用油每天用量 20 g 以下。烹调用油应选用含不饱和脂肪酸高的素油，如豆油、玉米油、芝麻油、花生油、米糠油、菜籽油等。

限制糖类。糖类在体内易转化为脂肪，故对简单糖食物，如蔗糖、麦芽糖、果糖、糖果、蜜饯及甜点心等，应尽量少吃或不吃。

限制食盐和嘌呤。食盐的摄入以每天 3～6 g 为宜，因为食盐能致口渴、刺激食欲；而嘌呤除了增加食欲外，同时还加重肝、肾代谢负担，故含高嘌呤的动物内脏（如动物肝、心、肾等）、凤尾鱼、沙丁鱼应加以限制。

戒酒。酒是纯能量食物，1ml 纯酒精可产热量 7kcal 左右。

养成良好饮食习惯。合理分配一天各餐的摄食量（早：中：晚 = 3：4：3），不应暴饮暴食、漏餐等；多饮水，清晨起床后空腹喝一杯白开水，每天保证 1 500～1 700 ml 的饮水量；食物应多样化，切忌偏食；进餐时可先吃菜、喝汤，注意细嚼慢咽，控制饮食速度。

调整烹调方法及餐次。宜采用蒸、煮、烧、炒等烹调方法，忌用油炸、煎炸的方法。进餐次数因人而异，通常为 3～5 餐。

制定合理的减肥计划。减轻体重要切合实际，对于成年轻度肥胖者，可每月减重 0.5～1 kg，即在以前饮食的基础上每天至少减少能量 100 kcal；而成年中度以上的肥胖者，则以每周减重 0.5～1 kg 为宜，即在以前饮食的基础上每天至少减少能量 450 kcal。

（作者系四川省营养学会理事、四川大学华西公共卫生学院教授）

不吃主食危害大

范志红

很多减肥人士把不吃主食当作减肥捷径，在他们看来，碳水化合物简直是减肥的"噩梦"。主食真的是肥胖的元凶吗？不吃主食有哪些危害？我们一起来看看吧。

现在很多人一说减肥，就拒绝吃主食，总觉得主食热量很高。殊不知，30年前，中国人是用大碗吃饭、大碗装面条，可那时候人们普遍偏瘦；现在饭碗越来越小，人们肚子上的肥肉却越来越多。所以，吃主食和肥胖之间没有什么必然联系。少吃主食，也未必会让人变瘦。

那么，只吃肉类会不会变瘦呢？的确会。前提是你根本不吃任何含碳水化合物的东西，除了传统主食和面包之外，还包括各种甜食、蛋糕、点心、膨化食品、水果干、土豆、红薯、水果……甚至牛奶都不能多喝，因为其中含有乳糖。这样体重会很快下降，但问题是，一旦恢复正常饮食，马上就会反弹。专家早就指出，体重上上下下地反复，会严重加促衰老，损害体质，比一直胖着还要糟糕。

国外研究发现，让人们吃油少、盐少的饮食，大部分人能够坚持下去；但如果完全不吃含淀粉的主食和含糖的水果，人们就很难长期坚持下去。从营养上来说，这类饮食是营养不平衡的，长期持续下去，可能带来多方面的健康损害。只要想想就知道，人的胃肠总是要用某些成分来填充的。如果膳食中碳水化合物过低，人们长期摄入高脂肪类膳食，势必容易引发电解质紊乱、低血压、疲乏、心律失常、酮症、高尿酸血症、痛风、骨质疏松、肾结石和肾功能紊乱等问题。同时，长期高脂肪、低碳水化合物膳食将会抑制胰岛素分泌，降低胰岛素敏感性，最终促进糖尿病的发生。

多数女性不吃主食之后，没有增加动物性食品和豆制品，或者仅仅是增加了一点蔬菜类低碳水化合物食物。这样不仅会造成饥饿，带来蛋白质摄入量严重下降的问题，同时还导致多种维生素和矿物质缺乏。一段时间后，她们会发现皮肤变差了，头发脱落越来越厉害，呼气有股烂苹果味道，严重的还会导致贫血、闭经、卵巢萎缩，甚至患上浮肿病。更有甚者，在不吃主食之后，开始出现失眠、记忆力明显下降等情况，大脑思维能力也打了折扣。家人、朋友还会发现她们脾气变得古怪，情绪变得烦躁，难以沟通，其实这都是不吃主食减肥法的副作用。

（作者系中国农业大学食品科学与营养工程学院营养与健康系副教授）

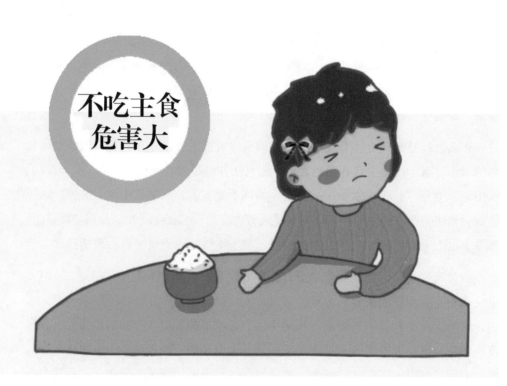

合理吃主食　减肥更轻松

/范志红

要健康减肥，比较合理的膳食结构是什么样的？对于减肥的女性来说，一天应该摄入多少主食，在品种选择和搭配以及烹饪方式的选择方面有哪些讲究呢？学会聪明地吃主食，让你减肥更轻松。

健康减肥，要减少的只是油脂、甜食和精白米饭，而不是拒绝一切碳水化合物食品。合理选择主食，可以既减少一餐中的能量，又增加营养素供应，同时还不会带来饥饿感。研究发现，那些柔软精白的白面包、白馒头、白米饭和白米粥，还有各种饼干、甜点、甜饮料等，都属于让人吃了不容易饱，吃过之后又容易饿的食物。它们不仅营养价值低，还让人很难控制食欲。这样的食物，自然对于控制体重非常不利。流行病学研究发现，与经常吃粗粮的人相比，吃精白谷物多的人，随着年龄的递增，体重日益增加的机会更大。

减肥期间，主食的摄入量的确需要适当减少，但并不意味着一口不吃，建议体力活动较少的女性减肥期间每天吃 150 g 粮食（50 g 粮食大约相当于半碗米饭的量）。可是主食少吃又会饥饿，怎么办？这就要在食材上打主意了。

摄入同样多的淀粉，同样多的能量，把主食的食材换成豆类、粗粮和薯类，效果就会大不一样。一系列研究表明，用淀粉、豆类替代一部分精白米面，可以大大提高饱腹感，让人吃了之后不容易觉得饿。比如说，喝一大碗白米粥，2 小时都不到就会饿；而喝同样一大碗红豆加燕麦煮的粥，却能坚持 4 个小时。吃一个 100 g 白面粉做的白馒头，根本不觉得饱；而吃一个 80 g 全麦粉做的全麦馒头，饱腹感会比 100 g 白面粉做的白馒头更强。从营养素角度来说，吃这些豆类、粗粮做的主食，按同样多淀粉量来计算，所含的维生素 B_1、维生素 B_2、钾、镁等营养素都是白米饭的好几倍。

对于那些主食摄入过量的人来说，特别是甘油三酯已经升高的人，或是有脂肪肝的人，更要注意控制精白米面的数量。一方面用粗粮、豆类、薯类来替代部分精白米面；另一方面还要多吃蔬菜，来填充食物体积，提高饱腹感。

（作者系中国农业大学食品学院营养与食品安全系副教授）

提升体能　健康增重

／范志红

　　轻体力活动的成年女性日摄入能量参考值是 1 800 kcal，所以食谱中的总能量必须超过这个数值。有些人原本基础代谢率较低，到 2 000 kcal 已经可以达到增重效果，但有些"瘦人"属于基础代谢率较高的类型，可能需要到 2 200～2 400 kcal 才能看到明显效果。

　　然而"瘦人"大部分食量并不大，怎样才能有效增加能量呢？其中的奥秘就是加大能量密度，降低饱腹感。比如，同样的蔬菜，凉拌着吃不太容易吃很多，而炒熟之后就比较容易吃下去，而且还增加了不少炒菜油的热量；又比如，同样吃肉类，鸡胸肉、里脊肉蛋白质含量高而脂肪少，鸡翅膀、排骨肉则在含有蛋白质的同时也含有不少脂肪，热量明显会高一些，而且更加美味好吃。用这样的食材，采用烹调油的烹调方式，自然就会升高食物的能量密度。

　　不过，增加体重并非仅仅增加食物能量总值那么简单。如果是那样的话，只要在食物中多放油脂和糖就好了，例如把馒头换成油条或者黄油面包，同样的重量，能量就会高出一大块；又比如在粥和糊中加入白糖，体积一点都没扩大，能量却会明显上升。按这种方法，多吃饼干、蛋糕之类的高能量、低营养价值食品，多吃油炸食品，多喝点高脂肪的骨头汤、猪蹄汤，不就可以增重了吗？这里需要提醒大家，健康增重不仅仅是增加体内脂肪，更多的是增加肌肉和加强内脏功能（对 25 岁之前的人来说还有增加骨钙储备量的任务）。如果在纤细的骨骼、薄弱的肌肉上加一大堆肥肉，只会令其体能更差，更容易感觉疲惫，甚至埋下罹患糖尿病、心脑血管疾病等多种慢性疾病的隐患，这是不可取的。

很多女性原本不胖，怀孕后体重稍微增加，就出现了血糖控制障碍，甚至变成妊娠糖尿病患者，很大程度上是因为身体代谢功能差，加上食物选择不当。

要避免上述情况，可以考虑适当地增肌。首先在饮食上，要保证能够支撑一小时的增肌锻炼需求，争取增重后肌肉和脂肪同步增长，这样才能让体型紧实、线条流畅。如：供应足够多的蛋白质，超过女性膳食营养素参考摄入量（DRIs）推荐值20%以上；脂肪摄入量必须控制在35%的供能比以内；供应足够的钙、镁、铁、锌等和B族维生素，以便修复身体组织，提升代谢能力。同时，充足的微量元素供应也能促进儿童的成长，支撑每天繁重的学习任务。

要达到微量元素充足供应的目标，需要注意：

1. 食谱中不能有饼干、糖果、点心之类的低营养价值食物，也不能出现油腻食物，应当更多地食用富含脂肪的天然食物，包括鱼、肉、蛋、奶和坚果类。

2. 主食仍应做到品种多样化，有三分之一左右的全谷类、薯类等食物。面粉优先选择全麦粉和标准粉，而不要追求精、白，以保留更多的维生素。全谷食物和加工精度较低的米面类食物，可以通过发酵、煮粥、打糊等方式来解决消化上的难度，而且宜与白米、白面食物配合食用。只要安排得当，它们可以为健康增重做出很好的贡献。

3. 饮食要注意三餐均衡，早餐必须吃好，不要一顿多一顿少。只有均衡地供应蛋白质，身体才能充分地利用它们来构建组织。

人体是智慧的，只要供给合理的食物，保持正常的消化吸收能力，好的睡眠质量，放松的心情，加上适度的运动，它就能够很好地进行自我维护。健康的增重往往会出现一个有趣的现象，就是身体增加了好几千克重量，原来枯瘦的四肢变得充实了，穿衣服却没有变紧的感觉，同时身体感觉很轻松，精神和体力变得更好。这说明，增加的体重主要用于充实内脏和肌肉，脂肪含量并没有明显增加。

（作者系中国农业大学食品学院营养与食品安全系副教授）

"千金难买老来瘦" 观点须纠正

吴曾
成果

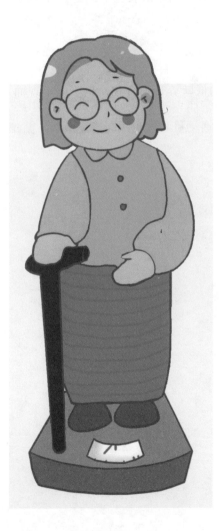

瘦对于现在的年轻人来说，似乎是美丽的代名词。可现如今爱美并不只是年轻人的专利了，很多老年人也加入"减肥工程"中。当然，许多老年人减肥的主要目的不是为了苗条，而是为了健康。他们认为减肥有益于健康，通过减肥可以改善生理功能、提高生命质量，却很少注意减肥对健康产生的负面影响。

《中国居民膳食指南（2016）》更新了部分健康的"老观念"，其中"千金难买老来瘦"的观念就是一种误区。有证据表明，在抵抗重大疾病的时候，"微胖"的老年人比体重偏轻的老年人更能扛得住。

有许多研究表明，老年人体重过低，会增加营养不良和死亡风险。因此，原则上建议老年人BMI值最好不低于20.0，最高不超过 26.9。以身高 1.6 m 的老年女性为例，体重范围在 51.2～68.8 kg，比正常成年人的上限高一些；身高 1.7 m 的男性老年人体重范围在 57.8～77.7 kg 为宜；另外尚需结合体脂和本人健康情况来综合判断，无论如何，体重过低或过高都对老年人的健康不利。所以老年人应时常监测体重变化，胖瘦要适当，使体重保持在一个适宜的稳定水平，"千金难买老来瘦"的传统观点应该纠正。

一些高龄老人由于牙齿和消化吸收问题，容易出现体重降低和消瘦的情况。对于体重过低、消瘦虚弱的老年人，可在积极治疗相关疾病的同时，试用以下方法来增加体重：①除一日三餐外，可适当增加 2～3 次间餐或零食来增加食物摄入量；②零食可选择能量和优质蛋白质较高并且喜欢吃的食物，如蛋糕、奶酪、酸奶、坚果等；③适量参加运动，促进食物的消化吸收；④加强社会交往，调节心情，增进食欲；⑤保证充足的睡眠。

针对多数老年人随年龄增长而体重增加的情况，应合理安排好饮食和体育锻炼，保持适宜体重。体重过高，会增加罹患冠心病、糖尿病、高血压等疾病的风险。体重明显过高的老年人，应适当增加身体活动量和适当控制能量摄入，循序渐进地使体重回归到适宜范围内。

老年人切忌在短时间内使体重出现大幅度变化。

（作者曾果系四川省营养学会常务理事、四川省营养学会妇幼营养分会主任委员、四川大学华西公共卫生学院教授，吴成系四川省妇幼保健院临床营养科初级医师）

食物与健康

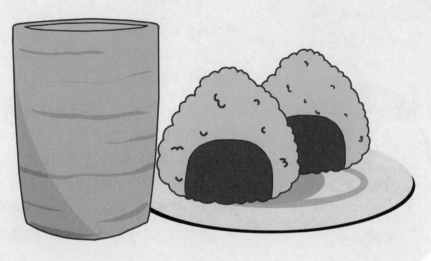

酸味里的"营养密码"

／黄承钰

说到"酸"，有人觉得"酸不溜秋"，有人则喜欢那种"爽快刺激"。日常饮食中，常见食物的酸味成分包括以下几种：

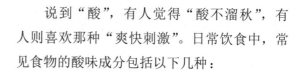

醋酸。食醋的酸味主要来自醋酸，醋酸含量越高，醋的酸味越浓。吃醋有利于增加食欲、抑菌杀菌、减少维生素损失、促进钙吸收。酸味可加强咸味，做菜时放适量醋，不仅调味，还有助于控制盐的摄入量。民间"少盐多醋"说法颇有道理，因为低盐饮食有利于预防高血压。夏天做凉拌菜时，加点醋和大蒜，还可预防食物中毒的发生。

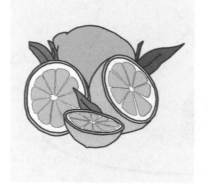

有机酸。柠檬酸、苹果酸和酒石酸等有机酸是水果酸味的来源，它们能增加食欲、帮助消化、促进钙和铁等矿物质的吸收。水果中，柑橘、菠萝和梨子富含柠檬酸；苹果、香蕉和樱桃是苹果酸的"含量大户"；酒石酸主要存在于葡萄中。水果中有机酸含量随着果实的成熟而逐渐减少，酸味也会随之减弱。另外，柑橘类、浆果类（猕猴桃、草莓等）、枣类水果中富含的维生素 C（抗坏血酸）也是水果酸味的来源，具有较强的抗氧化作用。当身体疲倦、出现感冒症状时，多吃些酸味水果，可增强抵抗力，预防疾病发生。

乳酸。酸奶的酸味主要来自乳酸。一般来说，奶类含有 3%～6% 的乳糖，经乳酸菌发酵成酸奶后，大部分乳糖转化为乳酸。这一转化可以明显减轻或消除乳糖不耐受症状。此外，《中国居民膳食指南（2016）》指出，适量摄入酸奶可缓解便秘、降低 2 型糖尿病的发生风险、提高幽门螺杆菌的根除率。建议大家每天至少喝一小盒酸奶（约 100 g），乳糖不耐受、便秘、肠道菌群紊乱者以及幽门螺杆菌感染者可增加酸奶用量达 300 g。

泡菜的酸味也主要来自乳酸，它是乳酸菌将蔬菜原料中的糖分（主要是单糖、双糖）转化而来。从营养上说，腌渍过程中，蔬菜中原有的维生素、矿物质和膳食纤维等营养成分基本能够得以保存，且经过发酵，还会产生一些 B 族维生素。在日常生活中，可常将泡菜作为开胃食品，也可与其他食物同用做成美味佳肴。

不同味道源自不同成分，同为酸味也有不同成分。每天搭配不同口味的食物，不仅让我们享受食物美味，还容易做到均衡膳食，有利于身体健康。

（作者系四川省营养学会老年营养分会主任委员）

食物中的"糖"

/ 黄承钰

喜欢甜味是人们与生俱来的饮食习惯，以至于难以拒绝其诱惑。甜食可带给我们甜蜜的味觉体验，它主要来自食物本身含有的糖以及在食品加工和烹调过程中额外加入的糖。

自身糖

常见的含有甜味的食物有：

水果。随着果实的成熟，其中的淀粉会转化为蔗糖、果糖、葡萄糖等糖分，多数水果含糖量在10%～15%。桃子、苹果、香蕉等水果在采摘后，这一转化过程仍在进行，因此会越放越甜。在含糖种类上，不同水果相差不小，桃子、樱桃、李子、葡萄、杏子、香蕉、荔枝、猕猴桃等以葡萄糖为主，其次为果糖、蔗糖和山梨糖醇；梨、苹果、枇杷、无花果等以果糖为主，其次为葡萄糖、山梨糖醇和蔗糖；菠萝、杧果等则以蔗糖为主。

蔬菜。一般蔬菜中含有的碳水化合物是果糖、

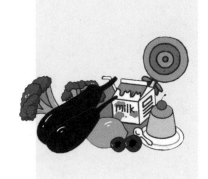

葡萄糖、淀粉多糖等成分，其含糖量比水果少（＜5%）。含糖量较高、稍带甜味的蔬菜有甜根菜、蚕豆、豌豆、胡萝卜、南瓜、洋葱、慈姑、藕等。

糖尿病患者不用拒绝水果的甜蜜和营养，但为了解决食用后血糖快速升高的问题，最好少量多次食用，且每天不要超过200g，每次以50～100g为宜；同时，要选用低血糖指数的水果，比如青苹果、梨、桃、杏、柚、柑、樱桃、李子等，少量食用较高血糖指数的水果，如香蕉、西瓜等，尽量不要食用桃、杏等含糖水果类罐头；吃水果的时间最好在两餐之间。糖尿病患者可多选用含糖量较低的蔬菜，在选用含糖量较高的蔬菜时要注意适量。

奶类。奶及奶制品中所含的主要糖类是乳糖，它经乳糖酶水解后变为葡萄糖和半乳糖。鲜奶中乳糖含量约为5%，乳糖不耐受者最好选用酸奶。

添加糖

对所有人来说，最需要强调的是控制"添加糖"的摄入。在食品生产和制备过程中额外添加的糖和糖浆被称为"添加糖"，包括白砂糖、绵白糖、冰糖、红糖、玉米糖浆、蜂蜜等，主要成分是蔗糖、葡萄糖和果糖。饮食中添加糖的来源有：

含糖饮料。多数饮品的含糖量在8%～10%，相当于一瓶500ml的饮料中含40～50g糖。

加工甜食。各种糖果、糕点、巧克力、冰淇淋、水果罐头等。

烹饪甜食。如汤圆、糖包子、红糖锅盔、糖醋排骨、糖油果子、拔丝、加糖牛奶和豆浆等。

《中国居民膳食指南（2016）》指出，应控制添加糖的摄入量，每天摄入不超过50g，最好控制在25g以下。这是因为添加糖摄入过多可增加龋齿风险，还会导致肥胖。因此，所有人都应控制添加糖的摄入，培养清淡的饮食习惯，少喝含糖饮料，少吃甜食，吃完甜食后需漱口、刷牙。

（作者系四川省营养学会老年营养分会主任委员）

苦味食物对身体的 "益" 与 "害"

/黄承钰

说到苦味，很多人都会皱起眉头，唯恐避之不及。其实，一些食物中吃起来发苦的天然成分，对健康颇有益处，当然，也有一些食物的苦味是对身体有害的。

有益的苦味

柚皮苷。柠檬、柚子等水果的皮中含有柚皮苷等类黄酮物质，所以吃起来才有点淡淡的苦味。研究发现，柚皮苷具有抗炎和抗氧化活性，利于降低血液黏稠度，预防血栓的形成。吃完果肉后，不妨利用柚皮制成柚子茶，有消食、祛痰、解酒的功效；也可以与肉类搭配，做成柚皮扣肉、柚皮粉蒸肉等。

奎宁。苦瓜有一种独特的苦味成分——奎宁（又称金鸡纳霜）奎宁是抗疟疾良药，还具有消暑解热的功效。苦瓜富含维生素 C、钾，其营养价值是蔬菜中的佼佼者。苦瓜中含有铬和类似胰岛素类的物质，是糖尿病患者的理想食疗食物。

咖啡因。茶、咖啡中的苦味主要来自咖啡因，它能加速人体新陈代谢，使人保持头脑清醒。适量饮茶可降低 2 型糖尿病、脑卒中、心血管疾病、卵巢癌和胃癌的发病风险；每天饮用咖啡可降低糖尿病、冠心病和脑卒中的发生风险。需要提醒的是，喝咖啡时建议少加糖和咖啡伴侣，避免能量和反式脂肪酸摄入过量。

有害的苦味

氰苷。此成分常含在未经处理的苦杏仁、苦桃仁、樱桃仁、梅仁、枇杷仁、苹果仁、李子仁、银杏果中，切忌食用。经泡、烧、煮、炒熟透的果仁虽可减少氰苷含量，但也要慎用。

葫芦素。存在于苦瓜、甜瓜、丝瓜、黄瓜、葫芦等葫芦科类植物内，人们常吃到黄瓜和丝瓜的尾部有苦味，就是葫芦素生物碱作怪，应将其尾部去掉。葫芦素有十几种，其中以葫芦素Ⅰ毒性较大。

杂醇油。是指白酒中正丙醇、正丁醇、异丁醇、异戊醇等高级醇的总称。杂醇油含量高的酒有苦味，饮后容易头痛和酒醉。

（作者系四川省营养学会老年营养分会主任委员）

同样的"辣" 不同的作用

/ 黄承钰

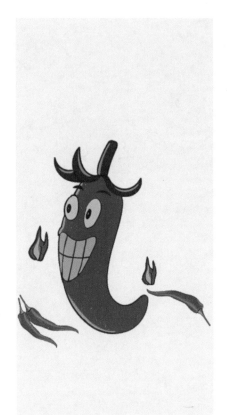

我们正在进入"无辣不欢"的时代。调查显示，"酸甜苦辣咸"五味中，人们最喜欢"辣"。饮食中，以下几种成分往往带给我们辣的感觉。

辣椒素。辣椒的辣味主要来自辣椒素。近年来，很多研究证实，辣椒素具有很多健康益处，比如杀灭前列腺癌细胞、降低患上大肠肿瘤的风险，以及预防肥胖。美国加州大学甚至研究指出，辣椒素可以缓解疼痛，延长寿命。辣椒虽好，但不能贪食，尤其是心脏不好、胃酸过多、经常便秘的人。

有机硫化物。洋葱、大葱的辣味主要来自有机硫化物，由于具有挥发性，还会刺激鼻子和眼睛，让人"泪如雨下"。不过，这种植物化学物质具有很好的保健作用，利于抗氧化、调节血脂、提升免疫力。但有机硫化物容易挥发、不耐高温，因此洋葱、大葱最好即切即食，以生吃或快炒为宜。大头菜、芥蓝、萝卜、水芹菜、山葵等十字花科蔬菜中富含异硫氰酸盐、萝卜硫素等含硫化合物，它们也呈现辣味，其具有的抗氧化、抑菌、抑癌等生物活性已经引起广泛关注。

大蒜素。大蒜素是大蒜的主要辣味来源，完整的大蒜含有蒜氨酸酶和蒜氨酸，当大蒜被切开或切碎后，其蒜氨酸酶被激活，催化蒜氨酸分解产生大蒜素。据分析，蒜泥放置10～15分钟再吃，大蒜素含量更高。研究发现，大蒜素具有抑菌、防癌、降血脂等作用。不过，大蒜素非常怕热，因此，建议生吃大蒜或用微波炉加热等烹调方法，不要用油炸。

姜辣素。姜辣素是姜中辣味成分的总称，主要含姜酚、姜烯酚、副姜油酮、姜酮姜等辣味成分。研究发现，姜辣素利于刺激胃液分泌、促进消化吸收、增强血液循环，还具有很强的对抗脂褐素的作用。姜辣素比较耐热，因此历经煎炒烹炸，还能保持持久的辣味。姜的吃法多样，人们可以按照自己的需求和口味选择，比如患上轻度风寒感冒时，不妨用6～10 g生姜切片，熬制姜汤；晕车、晕船的人可在出行前半小时口含3 g姜片，预防呕吐。值得注意的是，姜一旦腐烂会产生一些黄樟素，可能诱发肝癌，切不可再食用。

（作者系四川省营养学会老年营养分会主任委员）

低钾饮食原则

/周雪

钾对人体的重要性在于参与、维持细胞的正常代谢；维持细胞内的正常渗透压和酸碱平衡；维持神经肌肉组织的兴奋性及心肌的正常功能。

钾是人体内重要的一种矿物质，98%的钾存在于细胞内，仅有2%存在于细胞外液中。健康人血钾的正常浓度为3.5～5.5mmol/L。当血钾浓度大于5.5mmol/L时，即为高钾血症。高钾血症的临床表现大多没有特异性，可出现肢体无力、神志模糊、感觉异常等，还可出现发冷、皮肤惨白、青紫及低血压，更严重的是出现心律不齐、心动过缓，甚至发生心搏骤停。

导致高钾血症的原因

进入人体内钾过量，如大量输注或口服含钾药物；肾脏的排钾功能减退，常见于急性、慢性肾功能衰竭患者；一些特殊疾病（酸中毒、大量溶血、严重组织创伤等）导致细胞内钾的过度释放；一些保钾利尿剂的使用等。对于血钾高的人群，为了防止血钾的进一步升高，有必要通过饮食来控制钾的摄入，即低钾饮食治疗。

低钾饮食原则

1. 在食物的选择上，应当尽量选择含钾量小于250mg/100g的食物。

2. 食物的钾多集中在谷皮、果皮及瘦肉中，故吃水果应尽量去皮。

3. 较浓的菜汤、果汁及肉汤含钾量较多，故在血钾较高的情况下，应少喝汤。

常见食物钾含量

高钾食物：表示 100 g 食物中钾的含量为 500～1 000 mg。豆类有黄豆、黑豆、绿豆、蚕豆、豌豆等，蔬菜类有口蘑等，水果、坚果类如干桂圆等。

较高钾食物：表示 100 g 食物中钾的含量为 250～500 mg。谷薯类有黑米、荞麦、土豆等，豆类有豆腐皮等，蔬菜类有竹笋、百合、山药、芋头、蘑菇等，水果、坚果类有杏、樱桃、香蕉、荸荠、黑枣等，鱼虾蟹类有蟹等，其他如麦片等。

中钾食物：表示 100 g 食物中钾的含量为 100～250 mg。谷薯类有面粉、玉米、小米、红薯等，豆制品有豆腐等，大多数蔬菜、水果、禽畜肉类、蛋、鱼、虾类，乳类有酸奶、奶油。

低钾食物：表示 100 g 食物中钾的含量少于 100 mg。谷薯类有米饭、粉条等，豆类有豆浆等，蔬菜类有白瓜、冬瓜、西葫芦、西蓝花等，乳类有牛奶、奶酪等，鱼虾蟹贝肉类有海参、鱿鱼等。

（作者系四川省营养学会青年工作委员会委员、四川省人民医院营养科主治医师）

膳食纤维是人体的"清道夫"

/辛松林

对营养比较关注的朋友对膳食纤维一定不陌生，它也被誉为"第七大营养素"。

"膳食纤维"这个词是在 1953 年提出的，在 1976 年相关人士就将膳食纤维定义为"在人体小肠内所有不被消化的多糖和木质素"。一般来说，膳食纤维不能被人体小肠消化吸收，但可以在大肠进行发酵，帮助清理肠道垃圾，还具有缓解腹泻、降低血糖、降低胆固醇的作用，所以膳食纤维又被称为人体的"清道夫"。膳食纤维并不是一种物质，而是一类物质的总和，包括纤维素、半纤维素、树胶、β - 葡聚糖等。那么，膳食纤维有什么功能呢？

减肥。膳食纤维极易吸水膨胀，延长胃排空时间和肠道消化时间，也就是吃了耐饿，自然就减少了食物摄入量；另外，膳食纤维在肠内会吸引脂肪使其排出体外，并减少脂肪积聚，从而达到减肥的效果。

控制血糖。膳食纤维中的果胶可延长食物在肠内的停留时间，降低人体对葡萄糖的吸收速度，因此食用膳食纤维能够有效预防糖尿病。同时，食用富含膳食纤维的食品还可降低糖尿病患者对胰岛素和一般口服降血糖药的需求量，对糖尿病既有预防又有治疗的作用。

降低血脂。膳食纤维中的某些成分可与胆固醇和胆汁酸结合，使其直接从粪便中排出，从而消耗体内的胆固醇，降低血脂，有助于减少冠心病的发生。

吸收毒素。膳食纤维在胃肠道中遇水形成致密的网络，能吸附肠道中的毒素，减少毒素对人体的危害。

预防癌症。膳食纤维可增加人体排便的体积和速度，减轻直肠内的压力和泌尿系统的压力，从而使毒素的浓度稀释并刺激肠蠕动，加快肠道内容物的排空速度，缩短食品中有毒物质在肠道内的滞留时间，对预防大肠癌有益。

降低血压。膳食纤维可以和肠道中的钠离子、钾离子进行交换，从尿液和粪便中大量排出，从而降低血液中的钠、钾含量，产生降低血压的作用。

调节肠道微生物群。膳食纤维在大肠中进行发酵可产生乙酸和乳酸等物质，这样可以调节肠道 pH 值，改善有益细菌的繁殖环境，使得双歧杆菌等有益菌群能迅速扩大。这对抑制腐生菌生长，防止肠黏膜萎缩和支持肠黏膜屏障功能，维持维生素供应，保护肝脏等都非常重要。

（作者系四川省营养学会理事）

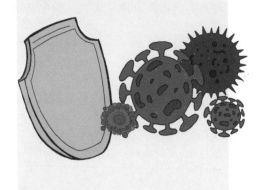

益生菌的功能及安全性

/李
鸣

在我国，益生菌又称微生态调节剂、益生素等。目前，使用最为广泛的益生菌主要有双歧杆菌属和乳杆菌属的菌种。随着益生菌研究的不断深入，益生菌的种类正逐步增加，其应用范围也在进一步扩大，明串珠菌属、丙酸杆菌属、片球菌属、芽孢杆菌属的部分菌种（株）以及部分霉菌、酵母菌等也被用作益生菌。

益生菌具有的生理功能

调节胃肠道失调。益生菌对腹泻、便秘等肠道症状、肠道感染性疾病及其并发症，具有预防和治疗作用，对溃疡性结肠炎、肠易激综合征等有辅助治疗作用。

增强肠道免疫功能。益生菌对免疫应答的功效已得到了广泛研究，体外实验、动物实验和临床研究认为，益生菌可以同时促进特异性和非特异性免疫。

抑制过敏反应。益生菌能调节机体免疫反应，防止过敏性疾病发生，缓解遗传性过敏反应。

保护心血管系统。有证据显示，乳杆菌及其代谢产物能够降低血清胆固醇，降低血压。

益生菌的安全性

益生菌通常被认为是安全的，但在某些情况下，其安全性也受到关注。如免疫缺陷、短肠综合征、中心静脉导管闭塞、心脏瓣膜疾病患者和早产儿，若服用益生菌，可能有更高的发生不良事件的风险；在严重的炎症性肠病患者中，存在活细菌从胃肠道到达内部器官（细菌移位）的危险，这可能导致菌血症；免疫系统功能降低的儿童或已经危重的儿童若服用益生菌可能导致菌血症或真菌血症（即血液中存在活的细菌或真菌），可能进一步导致败血症。

所以在使用益生菌时，应通过最低要求的测试来评估其安全性，包括：抗生素耐药模式的确定、评估特定物质的代谢活性、用于人群研究时的副作用评估、消费者不良事件的流行病监测……如果评估的菌株属于已知的哺乳动物中的产毒菌种，则必须测试其产毒能力；如果评价的菌株属于具有已知溶血能力的菌种，则需要测定溶血活性。以上测试通常需要结合体外实验、动物实验和临床研究等方法来对益生菌安全性进行评估。

（作者系四川省营养师协会副会长、四川大学华西公共卫生学院副教授）

乳糖不耐受是酶不足惹的祸

/李鸣

日常生活中，很多人喝完牛奶后会出现肠鸣、排气、腹胀、腹泻等症状，有的人还会发生嗳气、恶心等，这就是医学上所说的乳糖不耐受。为什么会出现这种情况呢？

乳糖是只存在于哺乳动物乳汁中的碳水化合物，当人体内缺乏乳糖酶时，乳糖就不能被吸收利用，而是直接进入大肠，经肠道菌群的发酵，产酸产气，从而出现气多、肠鸣、腹胀、腹痛或腹泻等一系列消化道症状。

世界各国人群都有不同程度的乳糖不耐受，我国成人乳糖酶缺乏的发生率为75.0%～95.7%，儿童乳糖酶缺乏的发生率随年龄增长而升高，在3～5岁组、7～8岁组和11～13岁组中，乳糖酶缺乏的发生率分别为38.5%、87.6%和87.8%。

为什么有的人喝牛奶会出现乳糖不耐受，有的人并没有这些反应呢？有以下几种原因：先天性缺少或不能分泌乳糖酶；某些药物（抗癌药）或肠道感染使乳糖酶分泌减少；年龄增加，乳糖酶水平下降。一般自2岁以后到青春期，乳糖酶水平可降低到出生时的5%～10%。一般来说，成年人乳糖不耐受的发生率要比儿童高。

奶类作为婴幼儿的主要食物来源，乳糖不耐受在婴幼儿时期的危害最为明显。乳糖不耐受若得不到及时调节，会造成婴幼儿厌奶的情况发生，长此以往还会影响奶中的各种矿物质（如钙、铁）的吸收，造成婴幼儿缺钙、缺锌、缺铁等；另外，由于乳糖不耐受，奶类无法完全被消化吸收，滞留在肠腔内，会在细菌的作用下形成各种有害物质，引起肠道菌群失调，进而引发慢性腹泻等肠胃问题；严重的时候，乳糖不耐受诱发的并发症还可能危及患儿生命。

饮食治疗是乳糖不耐受的主要治疗方法。对于婴幼儿，可采用无乳糖或低乳糖饮食，避免使用乳糖及含乳糖食物可以有效控制或减轻乳糖不耐受症状。采用无乳糖饮食时，应注意及时补充钙及维生素 D。

对于儿童或成人，首先，可根据自身具体情况，采取少量多次的原则摄入牛奶，逐步增强对乳糖的耐受性。其次，可选用发酵乳如酸奶代替牛奶，酸奶中25%～50% 的乳糖被分解，使乳糖水平降低。此外，饮用奶制品时，可同时摄入馒头、面包等谷物类食品，使牛奶中的乳糖浓度得到一定程度的"稀释"，降低不耐受程度。值得注意的是，乳糖不耐受者不要空腹喝奶，应在正餐饮奶，或在饭后 1～2 小时饮奶。

（作者系四川省营养师协会副会长、四川大学华西公共卫生学院副教授）

维持能量平衡是健康的基石

/ 成果

大家都知道，我们摄入的各种食物和水都会给身体提供能量，以保持身体的各项正常功能。如果长时间营养摄入不够，身体就会逐渐消瘦下去，这是为什么呢？

这就要提到能量的消耗。通常，我们摄入的能量是通过以下几个途径消耗的：基础代谢，即维持生命的最低能量消耗，仅用于维持体温、呼吸、血液循环及其他器官的生理需要。日常体力活动是影响人体能量消耗的主要因素，一般各种体力活动所消耗的能量占人体总能量消耗的15%～30%，但随着人体活动量的增加，其能量消耗也大幅度增加。食物热效应，指人体在摄食过程所引起的额外的能量消耗，我们一般在吃饭时会感觉到热，就是由食物热效应引起的。此外，未成年人身体的生长发育也需要消耗能量。

知道了能量的消耗途径，我们又该如何确定适合自己的能量水平，保证自己摄入的能量与消耗的能量平衡，从而让体重保持在健康范围呢？

在理想的平衡状态下，机体的能量需要量等于其能量消耗量，能量需要量是维持人体正常生理功能所需要的能量，长期低于或高于这个量都不利于身体健康。《中国居民膳食指南（2016）》的膳食宝塔中给出了健康成人每人每日各类食物的适宜摄入量，一般来说，当人们的食欲得到满足时，对能量的需要也就会得到满足。但现在由于人们膳食摄入的增加和体力活动的减少，许多人摄入的能量远大于其能量需要量。对于正常成人，体重是判断能量平衡的最好指标，若体重保持稳定则能量摄入与消耗较为平衡。每个人应按照自己的体重及变化适当调整食物的摄入量，使自己的能量摄入适合身体需要。

（作者系四川省营养学会副理事长，四川大学华西第二医院教授、博士研究生导师）

科学选用食用油

周宇

当大家走进超市，见到琳琅满目、功能各异的食用油时，会不会有一种"挑花眼"的感觉？标签上所写的"饱和脂肪酸""不饱和脂肪酸"又是什么意思？现在，就带大家一起来了解脂类，了解食用油。

脂类是人体主要的能量贮存物质，属于人体所需的6大营养物质之一。脂类主要具有以下4种功能：脂类是维生素的运载体，脂溶性维生素，包括维生素 A、维生素 D、维生素 E、维生素 K，只能由中性脂肪溶解和运输；脂类能改善食物的风味、质地和适口性，能让食物更好吃；脂类中的磷脂是细胞膜的支架，具有非常重要的生物学意义；脂类中的脂肪是人类储能物质，每克脂肪完全氧化能释放 9 kcal 的能量，而糖和蛋白质只能提供 4 kcal 的能量，同时脂肪还能维持体温、缓解机械冲击、保护内脏。因此，保持适当的体内脂肪含量是很有必要的。

脂肪是由甘油和脂肪酸组合而成的，食用油标签上所写的"饱和脂肪酸""不饱和脂肪酸"所指的正是两种不同种类的脂肪酸，如果结构中含有不饱和双键，这样的脂肪酸称为"不饱和脂肪酸"，"饱和脂肪酸"则是指不含双键的脂肪酸。

饱和脂肪酸在常温下是固态的，除鱼油以外，大部分动物油包含的是饱和脂肪酸，例如牛肉、猪肉、奶酪中含有的脂肪酸。单不饱和脂肪酸有且只有一个不饱和双键，花生、杏仁、橄榄油、鳄梨油是单不饱和脂肪酸的良好食物来源。多不饱和脂肪酸有两个及以上的不饱和双键，核桃、三文鱼、大豆油等是多不饱和脂肪酸的良好食物来源。值得注意的是，良好食物来源中并不只含此类脂肪酸，仅仅指此类脂肪酸的含量较为丰富而已。大部分多不饱和脂肪酸人体是不能合成的，需要从食物中摄取。

现代营养学的观点认为：饱和脂肪酸、单不饱和脂肪酸、多不饱和脂肪酸的日常摄入量最好保持1：1：1，也就是说三者缺一不可。因此，大家在选用食用油时最好选择调和的且不饱和脂肪酸含量较高的食用油。

（作者系四川省营养学会会员）

"4 招" 选出好枸杞

/周雪

科学研究表明，枸杞具有重要的养生功效，其中富含的枸杞多糖是枸杞调节免疫、延缓衰老的主要活性成分，可改善老年人易疲劳、食欲不振和视物模糊等症状，并具有降血脂、抗脂肪肝、抗衰老等作用。

用枸杞泡水喝有4大养生功效。其一是滋阴明目，降肝火。常用电脑的人眼睛容易疲劳，用枸杞泡水喝，可以滋阴明目。在天气比较热时饮用还可除肝火。其二是有利于睡眠，改善体质。其三是可充实正气，补气养血。其四就是可以美白养颜、抗衰老。因为枸杞中 β 胡萝卜素含量比胡萝卜高，维生素 C 含量比橙子高，铁含量比牛肉高，而天然的 β 胡萝卜素可抗衰老、抗癌及预防日照皮肤

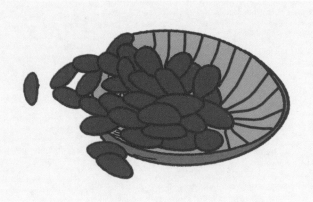

损伤。因此，建议女性根据自身具体情况喝些枸杞茶。

会喝枸杞茶还不够，得会挑选优质的枸杞，下面4招教你选出好枸杞：

看。好枸杞看起来呈暗红色，但不会过分鲜艳，大小基本一致，并且没有黑头。一般宁夏枸杞呈纺锤形，端头会有一个自然的白点。

捏。好的枸杞抓在手里不黏，没有明显的结块。如果手感有些涩，则说明枸杞的质量不好。

泡。好枸杞通常颗粒饱满，泡水后大部分会浮到水面上。

尝。好枸杞吃起来甜而不腻，略带酸味，后味略有些涩、苦。

（作者系四川省营养学会青年工作委员会委员、四川省人民医院营养科主治医师）

选择蔬果要注重"鲜""色""变"

/ 周曾 凤 鸣果

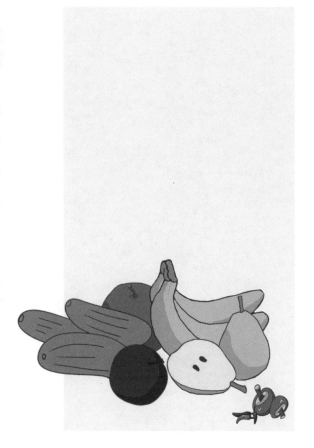

蔬菜、水果作为人们日常饮食中不可或缺的一部分，是维生素、矿物质、膳食纤维的重要来源，对维持人体健康发挥着重要作用。科学研究表明，提高蔬菜、水果摄入量，可维持机体健康，有效降低心血管和糖尿病等慢性病的发病风险。

然而，近年来我国居民蔬菜摄入量逐渐下降，水果摄入量仍处于较低水平。因此，《中国居民膳食指南(2016)》基于其营养价值和健康意义，建议增加日常蔬菜、水果摄入量。推荐每天摄入蔬菜300～500 g，其中深色蔬菜占1/2以上；水果200～350 g。然而，面对复杂多样的蔬菜、水果市场，我们该如何选择呢？

重"鲜"

选择新鲜应季蔬菜。拒绝放置时间过长的蔬菜；警惕短期腌制蔬菜（传统腌菜短期内亚硝酸盐含量较高，20 天后一般可达安全水平）；少吃腌菜、酱菜；不能用果汁替代鲜果。

好"色"

蔬菜根据颜色深浅分为深色蔬菜和浅色蔬菜，选择不同颜色蔬菜有助于实现食物多样化。深色蔬菜具有营养优势，尤其是富含 β 胡萝卜素，是我国居民膳食维生素 A 的主要来源，应占蔬菜总摄入量的 1/2 以上。

深绿色蔬菜：菠菜、油菜、芹菜叶、空心菜、莴笋叶、韭菜、西蓝花、茼蒿、萝卜缨、芥菜、冬寒菜等。

橘红色蔬菜：西红柿、胡萝卜、南瓜、红辣椒等。

紫红色蔬菜：红苋菜、紫甘蓝等。

多"变"

蔬菜、水果类的食物品种数每天摄入 4 种以上，每周 10 种以上。

不同品种蔬菜所含营养素存在差异，建议不断更换品种。

同类蔬菜、水果可互换，增加摄入种类。

（作者曾果系四川省营养学会常务理事、四川省营养学会妇幼营养分会主任委员、四川大学华西公共卫生学院教授，周凤鸣系四川省营养学会会员）

正确选用奶制品

李曾媛 媛果

奶类是一种营养成分丰富、组成比例适宜、易消化吸收、营养价值高的食品，市场上常见的奶类有液态奶、酸奶、奶粉、奶酪等，它们含有丰富的优质蛋白质、钙及维生素 B_2。

常见的奶类及奶制品

液态奶。指挤出来的奶汁，经过过滤、消毒、均质化，即成为可供食用的鲜奶。鲜奶经巴氏消毒后除维生素 B_1 和维生素 C 略有损失外，其余营养成分与刚挤出的奶汁差别不大。

奶粉。液态奶经消毒、浓缩、干燥处理而成奶粉，其中对热不稳定的营养素略有损失。奶粉可分为全脂奶粉、低脂奶粉、脱脂奶粉及各种调味奶粉与配方奶粉等，奶粉储存期较长，食用方便。

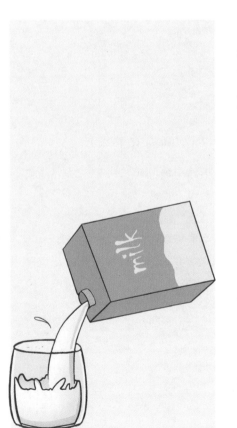

酸奶。酸奶经过发酵，乳糖、蛋白质和脂肪部分分解，更容易被人体消化吸收，是膳食钙和蛋白质的良好来源。特殊保健酸奶中含有某些特殊益生菌，如各种双歧杆菌、乳杆菌等，对人体健康益处良多。酸奶更适宜于乳糖不耐受、消化不良的病人、老年人和儿童等食用。

此外，牛奶及其制品按脂肪含量可分为全脂奶、脱脂奶、低脂奶等。

全脂奶。全脂奶脂肪含量为 3% 左右。摄入全脂奶会增加饱和脂肪和能量的摄入，因此美国、加拿大、澳大利亚等国家的膳食指南均建议选择低脂、脱脂的奶制品。

脱脂奶和低脂奶。是原料奶经过脱脂工艺，使奶中脂肪含量降低的奶制品。低脂奶脂肪含量为 0.5%～2.0%，脱脂奶中脂肪含量低于 0.5%。选用脱脂奶和低脂奶大大降低了脂肪和胆固醇的摄入量，同时又保留了牛奶的其他营养成分，适合肥胖人群，以及高血脂、心血管疾病和脂性腹泻病人等要求低脂膳食的人群，也适合于喝奶较多的人群。

另外，各国膳食指南中奶制品不包括奶油、黄油等由牛奶加工而成的食物，因为这类食物均含大量脂肪，而其他营养素含量较少。

饮用奶品建议

有些人由于乳糖不耐受，在喝牛奶后会出现腹胀、腹泻或腹痛等不适症状。乳糖不耐受者可首选低乳糖奶及奶制品，如酸奶、奶酪、低乳糖奶等；应避免空腹饮奶，而在正餐饮奶，也可在餐后 1～2 小时饮奶，建议饮奶时与固定食物搭配食用；要少量多次饮奶，建议一天饮奶量分 2～3 次。有乳糖不耐受且无饮奶习惯者从少量饮奶（50ml）开始，逐渐增加。

（作者曾果系四川省营养学会常务理事、四川省营养学会妇幼营养分会主任委员、四川大学华西公共卫生学院教授，李媛媛系四川省营养学会会员）

"全麦面包"中的玄机

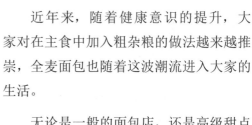

/李心仪

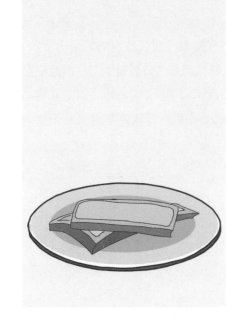

近年来，随着健康意识的提升，大家对在主食中加入粗杂粮的做法越来越推崇，全麦面包也随着这波潮流进入大家的生活。

无论是一般的面包店，还是高级甜点屋，都推出了各种口味的全麦面包。我在工作中，也经常遇到患妊娠糖尿病的准妈妈们将全麦面包作为早餐的主食来源。那么，全麦面包真的是"传言"中所说的健康必备、减肥圣品、控血糖"高手"吗？

现在市面上售卖的全麦面包五花八门。有的长相朴素，看起来只是比一般面包颜色深，外皮依然松软，从外表上看起来毫无粗粮存在的痕迹，味道也和一般面包相差无几，这种全麦面包其实和白面包没有什么差别，当然也没有控糖的作用；有的全麦面包颜色更深，表皮韧劲更大，入口后面包的绵软感下降，说明这一类全麦面包的纤维含量已经有所提高；还有的全麦面包可以说是"全麦"的了，一般存在于较高档的面包店或者家庭自制，其颜色较深，外皮干裂富有韧劲，口感偏咸（家庭自制不一定），面包体也较干燥。从达到减肥、控血糖的目的来讲，当然第三种最好。

什么才叫真的全麦面包呢？真正的全麦面包中，添加的全麦粉量一定要排在配料表的第一位，并且含量在50%甚至更高。由于在制作全麦面包时，当面粉中掺入了大量全麦粉后，面包的松软程度会下降；从原料成本来讲，同样质量的全麦粉揉成的面团最后发酵完成后，比同质量一般白面团要小得多；而从时间成本上讲，发酵一个全麦粉面团所需要的时间会更长；再者，全麦粉是带有苦味的，大量添加全麦粉势必会带来口感下降的问题，所以全麦粉含量高的全麦面包对售卖方来说并不是那么好卖和"划算"。

在全麦面包包装袋的配料表里，我们常常会发现或多或少地添加了白砂糖、蔗糖、果葡糖浆等，这些配料在全麦面包的制作中也起到重要作用。第一，全麦粉中能给酵母供能的单双糖较少，因此添加这些易分解的糖类为酵母菌供能可以加速发酵；第二，和食盐有异曲同工之妙，为了改善口感。因此，需要控制血糖的孕妈妈在吃了一些商品化的全麦面包后，多数会出现血糖波动较大的情况。

那么，我们该怎么选择全麦面包？又怎么吃全麦面包呢？

一看外观，选择看起来表皮粗糙，表皮和面包体含有看得见、摸得着的全麦谷粒的全麦面包；二看配料，如果选择商品类的全麦面包，一定注意选择全麦粉排在配料表第一位的全麦面包，家中自制类则可将全麦粉的用量加至75%～100%；三看改良配方，将白砂糖用代糖（如木糖醇）代替，这样既可以改善口感又可以降血糖，适量、少用黄油，虽然口感会变差，但是面包的能量会大大减少；四看混合搭配，在吃全麦面包时，可以在面包中放入新鲜蔬菜（如黄瓜、番茄、生菜、甘蓝等），使营养均衡，但是切记不要放入沙拉酱。

最后，提醒有妊娠糖尿病的孕妈妈们，可以先吃几天全麦面包，如果血糖升高，建议还是选择配料更加单纯的中式杂粮早餐。

（作者系四川省营养学会会员、四川大学华西第二医院临床营养科营养师）

"红糖补铁" 说法不靠谱

/周雪

人人都说红糖好，可红糖的作用真有传说中那么神奇吗？让我们来揭开红糖神秘的面纱。

红糖到底是什么物质呢？它是由甘蔗汁经过过滤、熬制后浓缩而成的食物。红糖中蔗糖的含量一般在 90% 以上，可见其含糖量是非常高的。虽然红糖保留了维生素、矿物质和微量元素等营养成分，但从量上来说，这些营养素还是比较少的。白糖是精制后的食品，与之相比，红糖中所含有的营养成分确实要略微高一些，但我们不要忽略了红糖的主要成分仍然是糖，也就是碳水化合物。红糖最

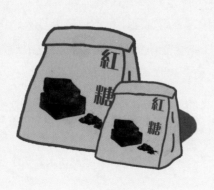

大的功能是提供能量和甜味，那些夸大功效的"传说"不可信，更不宜以保健之名毫无限制地食用。

《中国居民膳食指南（2016）》及《WHO 成人和儿童糖摄入量指南》都指出：添加糖是指人工加入食品中的糖类，具有甜味特征，包括单糖和双糖，常见的有蔗糖、果糖、葡萄糖、果葡糖浆等。生活中常用的红糖、白砂糖、绵白糖、冰糖等都属于蔗糖，由此可见，红糖属于添加糖。两个指南都建议成人和儿童每天添加糖的摄入不超过 50 g，最好控制在 25 g 以下，所以无论是儿童还是成人，都应当限制糖分的每日摄入量。当然，在不吃其他甜食的前提下，每天喝一杯红糖水，糖摄入是不会超量的。

这里要特别指出，"红糖补铁"的说法其实并不靠谱。红糖中的铁元素含量极少。《中国食物成分表》表明 100 g 红糖仅仅含铁 2.2 mg，而成年女性推荐一日铁摄入量为 20 mg，红糖中的铁含量几乎可以忽略不计，而且其中的铁元素并非血红素铁，不利于人体吸收。患有缺铁性贫血的人群，要靠红糖补铁非常不现实。其实，动物性食物里所含的铁才是血红素铁，在人体的吸收率较高，建议这部分人群多吃动物性食物，比如动物血、动物肝脏等。

（作者系四川省营养学会青年工作委员会委员、四川省人民医院营养科主治医师）

正确认识"食品添加剂"

曾凯宏

根据《中华人民共和国食品卫生法》的定义，食品添加剂是指为改善食品品质和色、香、味，以及因防腐和加工工艺的需要而加入食品中的化学合成或天然物质。食品添加剂可以不是食物，也不一定有营养价值，但必须符合上述定义。我们对这个定义的理解是：食品添加剂一方面不能影响食品的营养价值；另一方面应具有防止食品变质、氧化的作用，或具有增强食品感官性状、提高食品质量的作用。

可以说，今天的人们，只要一天离不开食品，就一天离不开食品添加剂。因此，正确认识食品添加剂对健康的影响很有必要。

使用食品添加剂的基本要求

强调安全性，确保对人体无毒无害，是使用食品添加剂的前提条件。为此，对食品添加剂本身提出基本要求是必需的。这些要求包括：

1. 食品添加剂对食品原有的营养成分不应有任何破坏作用，也不得影响食品的质量和风味。

2. 食品添加剂不得用于掩盖食品腐败、变质等缺陷。

3. 选用的食品添加剂应符合相应的质量和安全指标，用于食品后不得分解产生任何有毒物质。

4. 食品添加剂加到食品中后，能被分析鉴定出来。

5. 食品添加剂价格应低廉，使用方便、安全，易于储存、运输和处理等。

现代食品离不开添加剂

总的来说，人们普遍对食品添加剂持有怀疑，甚至有恐惧心态，认为凡是含有添加剂的食品必然有害。然而实际情况恰恰相反，合理使用食品添加剂是确保食品安全的有效和必要手段。正是食品添加剂的合理使用，促使很多食品的质量得以提高、保质期得以延长、口感风味得到改善；正是食品添加剂的合理使用，使现代食品业得以迅速发展，食品种类日益扩大，新的食品类型不断涌现。有人甚至认为，没有食品添加剂就没有现代食品业。

"纯天然"的潜在隐患

出于对"添加剂"的不放心，追求所谓"纯天然"就成为很多人选购食品时的重要甚至唯一标准。"不含防腐剂""无任何添加剂"等用语，一度成为广为使用的食品宣传用语。然而，"纯天然"食品也有诸多隐患需要提防。如不含抗氧化剂的食品可能出现潜在的氧化反应，产生危害人体健康的氧化物质且不易察觉，故对健康的潜在损害很大。再如一些不含防腐剂的食品，因不能有效抑制微生物的生长、繁殖，可能在保存过程中出现腐败、变质，损害人体健康。因此对于所谓"纯天然"，消费者们也应冷静分析，不可一味盲从。

合理使用食品添加剂不会造成健康危害

可以说，到目前为止，还没有任何证据表明在允许的范围内合理使用食品添加剂对健康会有不良影响。目前，因使用食品添加剂造成健康危害的主要原因是对食品添加剂有意或无意地超品种、超范围滥用和错用等。因此，为保证食品添加剂的安全性，必须有严格的产品质量标准和卫生使用标准。

（作者系四川省营养师协会副会长、四川省人民医院营养科主任医师）

羊奶粉到底好不好?

/李心仪

网络和妈妈圈流行着一种"神奇"的奶粉,老年人吃了腰好、腿好、身体好;女士吃了皮肤细腻红润有光泽;婴儿吃了个子长高不感冒还防腹泻。他们说的就是羊奶粉。拥有着高昂价格的羊奶粉到底是不是那么好?让我们来探个究竟。

未成年人

对于还没有添加辅食的婴儿来说,最常见的奶源无非就是母乳、牛奶蛋白来源的婴儿配方奶及羊奶蛋白来源的婴儿配方奶。这三种奶之间,母乳毋庸置疑是上上之选,但是对于那些因为各种特殊情况不能吃到母乳的婴儿来说,羊奶和牛奶到底哪个好?

我们从这三种奶的成分来看,牛奶的乳糖和脂肪含量都与母乳接近;牛奶和羊奶的蛋白质含量相近且都比母乳高;而羊奶的乳糖较牛奶和母乳都低,钙含量极丰富。就成分来看,羊奶并不是母乳的完美替代,脂肪含量较低的羊奶对以脂肪供能为主的婴儿来说,也不见得好,而且较高的钙含量也可能对婴儿稚嫩的肾脏造成负担。

那么,传说中羊乳可以解决婴儿因饮奶导致的腹泻的原因是什么呢?

首先,婴儿常见腹泻的原因大致分三种。

乳糖不耐受：这一点羊奶因其较低的乳糖含量可以部分地解决，但有一些严重乳糖不耐受的孩子就只能靠完全不含乳糖的奶粉了。

牛奶蛋白过敏：羊奶中酪蛋白比例较牛奶低，可以在一定程度上缓解轻度牛奶蛋白过敏患儿的腹泻症状，但是羊奶中依然有酪蛋白且比例依然比母乳高，也含有其他异性蛋白，因此大部分牛奶蛋白过敏的孩子对羊奶依然过敏，这个时候我们应根据孩子过敏的严重程度选择不同的水解蛋白配方奶。

脂肪消化吸收不良：羊奶的脂肪含量较牛奶和母乳都少，且脂肪结构更易于消化吸收不好的孩子吸收，因此，饮用羊奶可以比较有效地解决这一类腹泻问题。

但是，对于选择羊奶喂养婴儿的妈妈来说，一定要注意选择强化了叶酸的羊奶粉。因为羊奶中叶酸的含量较牛乳低，在添加辅食之前，宝宝的叶酸来源需要全靠奶来提供，如果叶酸摄入不足，容易出现巨幼红细胞贫血。

成年人

将液态的全脂牛奶和全脂羊奶对比后可以发现，两种奶的三大能量营养物质极其相似。那么，所谓的高蛋白低脂肪就是"忽悠"消费者了？是，但也不全是。一方面，一些鼓吹羊奶神奇功效的商家想尽办法引导消费者购买价格更高的羊奶粉。另一方面，也不得不承认在某些方面羊奶有其优势：比如脂肪结构与母乳高度类似更易消化吸收，乳清蛋白比例更高更易吸收，以及钙的含量确实比牛奶高，可以在一定程度上缓解饮用牛奶后的不适和预防骨质疏松。

由上述可见，羊奶在某一些方面确实比牛奶强，但并非网络上一些人所说的那么"神奇"。因此，我们在选择奶制品时，一是要认准值得信赖的品牌；二是要根据自身的情况合理选择奶制品，不要盲目跟风。

（作者系四川省营养学会会员、四川大学华西第二医院临床营养科营养师）

夏日饮水指南

/赵蓉萍

炎炎夏日，随着汗液排出的增加以及新陈代谢的加速，人体水分的需要量会相应增加，大家尤其要注意水分的补充。本文将为大家讲解夏日如何健康地饮水。

人体的 60% 以上由水构成，儿童甚至可为 70%～80%。受职业、劳动强度以及健康状况的影响，水的需要量在不同个体间有差异，为身体补水的效果也受到饮水的时间、数量以及饮水方式的影响。此外，不同生理状况下，水的种类选择也有所区别。

合适的饮水量

正常人对水的需要量和排出量基本会处于动态平衡中。一般来说，轻体力活动的健康成年人每日水的摄入量和排出量维持在 2 500 ml 左右。体内的水分除了来源于饮水之外，还来源于食物和人体代谢产生的水，这两部分水加起来约有 1 300 ml。因此，对于轻体力活动者而言，每日饮用 1 200 ml 左右的水量即可。然而，在夏季，身体会排出大量汗液，假设经尿液和呼吸道排出的水量不变，经皮肤丢失的汗液增加也就意味着水分的排出量增加，为了保持体内的水平衡，水的需要量也应该增加。

出汗是人体散热的重要途径，缺水会导致机体散热能力下降，耐受力下降，以致发生中暑。高温作业者每日的出汗量可为 4 000～8 000 ml，高者甚至可达 10 000 ml。因此，饮水量应根据出汗量适量增加。

另外，判定饮水量是否充足的重要指标之一是尿液的量及颜色深浅。正常情况下，每日经肾脏排出的尿液有 800～2 000 ml，且应该是无色清亮或仅呈淡黄色；但缺水的情况下，尿液量会减少，尿液颜色会加深，因此尿液颜色的加深就说明饮水量不够，需要增加饮水量。

饮用水的种类

市面上售卖的饮用水种类繁多，如纯净水、天然水、矿泉水、矿物质水……此外，还有各种运动专用的能量饮料。

纯净水：是将水中矿物质和微量元素都滤掉的饮用水，有强制性国家标准。

饮用天然矿泉水：是选用地下水源，有强制性国家标准的饮用水。

饮用天然泉水、饮用天然水：是选用地表水或地下水源，但没有强制性国家标准的饮用水。与饮用天然矿泉水不一样，不能混淆。

矿物质水：是人工添加了矿物质的饮用水。需要指出的是，无论哪种水，矿物质含量都很少，人体矿物质的主要来源是谷物、蔬菜、水果、奶、蛋、大豆和肉类等日常膳食，对于一般轻体力活动者而言，合理的膳食加白开水就可以满足人体矿物质的需求量。

对于高温作业者和运动员而言，排出的大量汗液中除了水分外，还会丢失许多矿物质和许多水溶性维生素，如钠、钾、钙、镁、铁、维生素 C、维生素 B_1、维生素 B_2 等。大量出汗后，如只单纯补充水分，并不能达到促进体能快速恢复的效果。相反，如果在出汗后大量饮用纯净水而不补充这些矿物质，很可能导致头晕、四肢无力等体内水和电解质紊乱的症状。因此，高温作业者和运动员补充水分时，还应适量补充矿物质以及水溶性维生素，尤其是钠和 B 族维生素。对这部分人群，最简单的方法是，补水的同时再加一点食盐（含钠）。但由于一般的盐中仅含钠，若想要补充其他矿物质和维生素，可以选择电解质泡腾片或含少量糖、水溶性维生素的运动饮料。

饮水的时间

缺水量达到体重的 2%～4% 时，机体就会有明显的口渴感，缺水量达到体重 6%～8% 时就会出现注意力不集中、反应迟钝、烦躁等精神症状。为避免机体缺水，最好的喝水时机就是随时喝。老年人由于机体功能的退化，对渴觉的反应变得迟钝，常常感觉不到口渴，当感觉到口渴时，往往身体已经严重缺水，所以对于老年人而言，更应该注意随时喝水。

经过一夜的新陈代谢，人体血液浓度在清晨最高，此时空腹饮上一杯白开水，既能补水，又能滋润肠道，并促进肠道蠕动和排便。因此，除了一些特殊疾病（如肾脏疾病）患者，普通人建议清晨起床后都要喝一杯白开水。此外，对于运动员和高温作业者，最好每隔 0.5～1 小时就喝一次水。

饮水的方式

夏日气温高，总让人觉得酷热难耐，很多人以为这时一大瓶"透心凉"的冰水既能解渴又能解暑。殊不知，这一大瓶冰水下肚后，大量的水在肠道只是"穿肠而过"，不但不会解渴，反而会刺激胃肠道血管收缩，导致胃肠炎、腹泻等疾病发生。其实，接近人体温度的温水才更能利于胃肠道吸收。此外，即使是口渴时，每次饮水也最好不要超过 400ml。请记住，少量多次饮水，才更能补水。

(作者系解放军第四五二医院临床营养科营养师)

含糖饮料摄入过多危害大

/成果

　　提到饮料，相信大家都不陌生，每个人或多或少都喝过。是所有喝的都叫饮料吗？不是的，饮料必须满足以下四点条件：经过定量包装的；可以直接饮用或用水冲调饮用的；酒精含量不超过质量分数 0.5% 的；不是饮用药品。比如自己家里榨的果汁不是经过定量包装的，不能算作饮料；再比如板蓝根颗粒，每袋有固定的重量，可用水冲调饮用也不含酒精，但它是用来治疗疾病的，所以也不能叫作饮料。

含糖饮料摄入过多对人体健康有哪些不良影响？

　　导致超重、肥胖。含糖饮料中含有大量可快速吸收的糖，长期大量摄入会促进脂肪的储存。另外，相对于固体食物，饮料在胃中排空迅速，能够减弱胃肠道信号，降低饱腹感，刺激食欲，最终导致进食量增加。

　　导致糖尿病。摄入含糖饮料时由于缺少咀嚼过程，可能会导致胰脏的内分泌和外分泌反应下降，其中大量快速吸收的糖会导致人体内餐后血糖水平快速升高，降低胰岛素的敏感性，进而增加患糖尿病的风险。

　　增加心血管疾病发生风险。过高的血糖负荷会导致胰岛素抵抗、促进炎症，进而促进动脉粥样硬化。此外，含糖饮料还会增加女性中风风险。有研究显示，每天喝一杯含糖饮料的女性，患缺血性脑卒中的风险增加83%。

女性患乳腺癌、子宫内膜癌等风险升高、会导致女孩性早熟。研究认为，含糖饮料会使女性体内胰岛素浓度增加，导致性激素浓度升高，进而使乳腺癌等疾病的发生风险增加。哈佛大学医学院最新研究发现，在排除身体质量指数、身高、总进食量和运动量等其他因素后，每天饮用超过500 ml易拉罐装含糖饮料的女孩与每周饮用660 ml以下此类饮料的女孩相比，初潮年龄平均提前了2.7个月。

此外，含糖饮料摄入过多会造成体液代谢失衡，导致内分泌紊乱，引发抑郁等精神健康问题。饮料中的高糖量会促进面部皱纹的产生，加速衰老，还会引起蛀牙、骨质疏松等问题。

所以，补充水分，请多饮用白开水，喝白开水远比喝含糖饮料健康。

（作者系四川省营养学会副理事长，四川大学华西第二医院教授、博士研究生导师）

饮酒伤健康

/马冠生

在我国大多数的民族文化和习俗中，饮酒是一种常见的社会行为。饮酒在社会交往、婚丧嫁娶和庆贺活动中不可或缺，从"无酒不成席"中就可以体会到饮酒在我们生活中的重要地位。《中国居民膳食指南科学研究报告（2021）》指出，2015 年监测结果显示，我国成年男性居民饮酒率为 64.5%，女性为 23.1%。

酒的发明可以追溯到 2 000 多年前。现在按酿造方法，酒可分为发酵酒、蒸馏酒和配制酒；按酒精含量（酒度）分类，酒可分低度酒、中度酒和高度酒。

酒的主要化学成分是乙醇（酒精），有的酒中还含有少量的糖和微量肽类或氨基酸，酒中还有有机酸、酯类、甲醇、醛类和酮类等，有机酸和酯类与酒香味和滋味有关，甲醇、醛类和酮类等与酒的毒副作用有关。除此之外，有些酒精饮料中还含有铁、铜或铬，但由于这些成分的含量都太少，所以都不具有太多的营养价值。

酒可以提供较多的能量，特别是高度白酒。虽然酒精在体内不能直接转换为脂肪，但其产生的能量可以替代食物中脂肪、碳水化合物和蛋白质产生的能量在体内代谢。当摄入能量大于消耗能量时，机体就会将由酒精所替换其他食物来源的能量转变为脂肪在体内储存。

饮酒对健康有多方面的危害。饮酒尤其是长期过量饮酒的人，会使食欲下降，食物摄入量减少，从而发生多种营养素缺乏、急慢性酒精中毒、酒精性脂肪肝，严重时还会造成酒精性肝硬化。每天喝酒的酒精量大于 50 g 的人群中，10～15 年发生肝硬化的比例约为 2%。肝硬化死亡中有 40% 由酒精中毒引起。过量饮酒还会增加痛风、心血管疾病和某些癌症发生的风险。长期过量饮酒还可导致酒精依赖症、成瘾以及其他严重的健康问题。

有人认为，偶尔喝一次酒对健康影响不大，但研究显示，一次性大量饮酒后，几天内仍可观察到肝内脂肪增加及代谢紊乱。饮酒、醉酒会导致交通等事故及暴力行为的增加，影响个人健康、家庭和社会和谐。综合考虑饮酒对健康的损害和适量饮酒对健康的可能益处，《中国居民膳食指南（2016）》建议，成年男性一天饮用酒的酒精量不超过 25 g，相当于啤酒 0.75 L（1 瓶），或葡萄酒 0.25 L（1 杯），或 38% vol 白酒 75 g，或高度白酒 50 g；成年女性一天饮用酒的酒精量不超过 15 g，相当于啤酒 0.45 L，或葡萄酒 0.15 L，或 38% vol 白酒 50 g。孕妇和儿童应禁止喝酒。

（作者系中国营养学会副理事长，北京大学公共卫生学院营养与食品卫生系主任、教授、博士研究生导师）

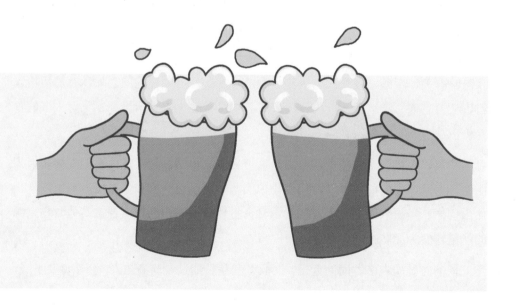

4 类人不适宜喝鸡汤

饶志勇

　　鸡汤，一直被老百姓奉为滋补佳品。一只鸡炖上几个小时，营养就都在汤里了。这种观点是否正确呢？让我们来看看白白滑滑的鸡汤里到底有些什么？

　　鸡汤之所以鲜美，主要是因为经过长时间的炖煮，脂肪酸被乳化，少量蛋白质分解成氨基酸，与钠离子（盐）巧妙地融合，由此触动了我们的味觉感受，让人欲罢不能。鸡汤除了味道鲜美之外，对我们人体还有什么其他好处呢？

　　营养。鸡汤中 95% 的成分是水，蛋白质的含量不足 2%，而鸡肉中的蛋白质含量在 18% 以上，所以说吃肉比喝汤有营养。此外，很多妈妈喜欢给小孩准备鸡汤泡饭，觉得比白米饭营养，小孩好像也喜欢吃，其实这种做法是错误的。食物不经过牙齿的咀嚼和唾液的搅拌，会影响食物的消化吸收，出现消化不良等情况，但是汤的鲜美可以刺激胃液的分泌，增加食欲。家长可以先给孩子喝点汤，然后再吃饭和菜。

　　减肥。俗语说"饭前喝汤，苗条又健康"。因为饭前的一碗汤，不仅占了胃的容量，还可以刺激迷走神经，反射到摄食中枢，使摄食中枢的兴奋性下降，摄食自然就减少了。

　　对抗感冒。世界卫生组织向人们推荐鸡汤为最佳的汤类，因为适量鸡汤（100 g以内）不仅能有效刺激食欲，增加消化液，还能缓解感冒的症状，改善人体的免疫功能。有研究发现，这可能与鸡汤中溶入的半胱氨酸等有益因子能稀释黏液、减轻充血并减轻炎症反应相关。

鸡汤味道鲜美，但也有些人不宜喝。

胃酸过多者。鸡汤有刺激胃酸分泌的作用，因此患有胃溃疡、胃酸过多或胃出血的患者，一般不宜喝鸡汤。

高尿酸血症患者。高尿酸血症患者由于体内尿酸不能有效排除，所以应该限制嘌呤的摄入，而肉类经过炖煮，肉中 50% 以上的嘌呤将溶入汤中。因此，对于高尿酸血症患者，弃汤吃肉才是正确的做法。

肾功能不全者。鸡汤为了提鲜，往往会加入不少的盐，一般 100 g 汤里约有 250 mg 的钠。而通过长时间的炖煮，鸡汤中浸出含氮物质和无机磷也会增加。肾脏功能不全的患者不能及时将这些物质从身体中代谢排出，从而增加肾脏的负担。

胆道疾病患者。胆囊炎和胆石症经常发作的患者，不宜多喝鸡汤，因鸡汤内脂肪的消化需要胆汁参与，喝鸡汤后会刺激胆囊收缩，易导致胆囊炎发作。

（作者系四川省营养学会临床营养分会主任委员、四川大学华西医院临床营养科教授）

营养丰富的鸡蛋

/余雪梅

关于鸡蛋，真正了解的人并不多。今天我们就从专业的角度来谈谈鸡蛋的那些事。

鸡蛋的营养价值很丰富。它富含蛋白质和氨基酸，其氨基酸组成模式与合成人体组织蛋白所需模式相近，易消化吸收，生物学价值高，是最理想的天然优质蛋白质；鸡蛋脂肪占比 8.8%，主要集中在蛋黄内，大部分为中性脂肪，还有卵磷脂和胆固醇，其脂肪分散成细小颗粒，易消化吸收；蛋黄中还含有铁、磷、钙等矿物质和维生素 A、维生素 D、维生素 B_1 及维生素 B_2。另外，每 100 g 普通鸡

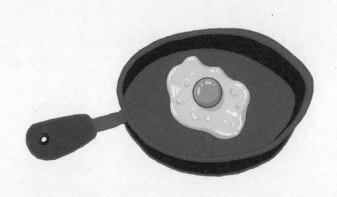

蛋含胆固醇 585 mg，而每 100 g 土鸡蛋的胆固醇含量是 1338 mg。有些人担心胆固醇含量太高，其实大量的研究表明食物中的胆固醇对血清胆固醇水平影响很小，但其带来的营养效益远远高于其所含胆固醇的影响。而且，虽然鸡蛋颜色、种类可能不同，但是营养价值一样，请别区别对待。

鸡蛋可以采用煮、炒、煎、蒸等加工方法。蛋类在加工过程中营养素损失不多，但如果加工方法不当，可能会影响消化吸收。同时，不推荐生吃鸡蛋，因为生吃鸡蛋容易感染沙门氏菌出现胃肠道疾病；而且生鸡蛋蛋白质呈胶状，人体不易消化吸收。但是这两种物质在高温下可被破坏，所以熟鸡蛋比生鸡蛋营养价值更高。

既然要吃熟鸡蛋，那么煮多久合适呢？建议鸡蛋在水烧开后小火继续煮 5~6 分钟即可，若时间过长会使蛋白质过分凝固，影响消化吸收。煎蛋也一样，火不宜过大，时间不宜过长，否则会使鸡蛋变硬变韧，既影响口感又影响消化。街边反复煮泡的茶叶蛋建议少食用，不利于消化。

每人每天可以吃几个鸡蛋？这个要因人而异。健康人群，每天推荐 1 个鸡蛋，不弃蛋黄；孕产妇每天食用不超过 2 个鸡蛋；青少年每天食用不超过 2 个鸡蛋，对于平时摄入较多肉类的孩子来说，1 个鸡蛋足够了，对于平时摄入肉类相对较少的孩子来说，可以适当多吃 1 个鸡蛋，保证蛋白质的摄入量；对于高脂血症患者，特别是严重脂代谢紊乱的人群，可以考虑隔天吃 1 个鸡蛋，或者只吃蛋白；对于罹患胆结石、胰腺炎、肾功能衰竭（如尿毒症未透析）、肝性脑病等的患者来说，不适合食用鸡蛋，或者在营养师的指导下食用。另外，对鸡蛋过敏者也应禁食鸡蛋。

（作者系四川省营养学会会员、四川省人民医院营养科主治营养医师）

香肠、腊肉不宜多吃

/邓波

在四川乃至南方很多地区，在过年过节吃香肠、腊肉已成为习俗，一到冬天，很多人家就忙着购买或自制香肠、腊肉。香肠、腊肉虽然味美，但从健康角度讲却不宜常吃、多吃。那如何吃才能减少对身体的不利影响呢？

少量吃

1. 每次食用量以不超过 50 g 为宜。因为每 100 g 香肠、腊肉约含脂肪 54 g、盐 5.8 g，如果一次就吃 50 g 以上，那每天摄入的脂肪和盐很容易超过一个成年人一天的推荐摄入量。

2. 香肠、腊肉腌制后通常还需要经过风干或熏制，所以质地较坚硬，所含盐分多。如果一次性吃得多，除了容易口渴，还不易消化。建议用水煮两次或两次以上，倒掉煮肉的水再食用。

巧搭配

1. 香肠、腊肉直接切片食用时，最好搭配一道清淡的蔬菜同食。比如可以搭配白水煮萝卜，因为萝卜富含水分、维生素，还含有一定的淀粉酶，与香肠、腊肉同食可以减油腻、利消化。此外，还可以搭配白水煮青菜，凉拌木耳、海带、金针菇等。

2. 香肠、腊肉和新鲜的蔬菜搭配着烹饪，如腊肉焖豌豆、腊肉蒜苗回锅、腊肉炒莲白、腊肉萝卜汤、腊肉菌菇汤等。因为香肠、腊肉所含的维生素很少，可以说几乎为零，搭配含维生素丰富的蔬菜一起烹饪可起到补充营养的作用。

3. 主食要粗细搭配。在煮米饭时可加入玉米、糙米、燕麦米等粗杂粮，也可用红薯、紫薯、山药等薯类代替部分主食，这样可增加叶黄素、花青素、膳食纤维等有益的营养物质。

4. 餐后进食新鲜的水果，如橙子、柚子、苹果、梨、香蕉等。它们含有丰富的维生素C、膳食纤维等，有利人体排出体内有害物质，保持身体健康。

最后提醒大家，香肠、腊肉虽然美味，但也不能多吃、常吃，浅尝即可。

（作者系四川省营养学会临床营养分会常务委员、四川省人民医院营养科副主任医师）

端午节吃粽子有讲究

/成果

每逢端午节，家家户户都会准备各种馅的粽子。随着健康意识的提高，人们越来越重视对粽子的选择和食用方法。那么从营养的角度出发，怎样食用粽子才是正确的呢？

粽子的营养价值

粽子主要由糯米制成。糯米又叫江米，含有丰富的蛋白质、脂肪、碳水化合物、矿物质、维生素 B_1、维生素 B_2、烟酸等物质，为温补强壮食品。

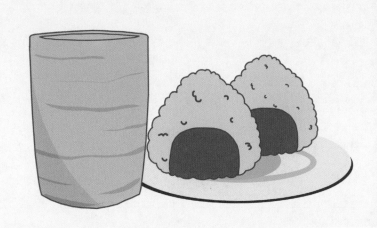

制作粽子时，可以在粽子内加入各种馅料，如肉、蛋黄、坚果、大枣等。不同的馅料除改善粽子的口感外，还可以提升粽子总体的营养价值。

粽子好吃，也得适量

虽然粽子的营养价值很高，但粽子是糯米制品，不易消化。因此，端午节前后，千万不要餐餐吃粽子，或只吃粽子不吃其他种类食物，这样容易导致消化不良、肠胃不适，造成便秘等问题。吃粽子时可以配一碗清淡的汤，如冬瓜汤、竹笋汤、丝瓜汤等，最后再来一份水果，增加纤维的摄取，达到营养均衡。

另外，粽子多属于过油、过咸、过甜的食品，为了避免体重激增最好少吃，慢性病患者更应谨慎食用。因此，最好选择少油、少盐、少糖的粽子。

（作者系四川省营养学会副理事长，四川大学华西第二医院教授、博士研究生导师）

"红肉""白肉"的是与非

/周雪

"红肉",通常是指我们常吃的猪肉、牛肉等哺乳动物类的肉，也包括加工成的香肠、腊肉、火腿等肉制品；相反，禽类（如鸡、鸭、鹅等）、鱼类、甲壳类等非哺乳动物的肉通常称为"白肉"。

现在，有很多人认为食用红肉会增加人体患心脏病或癌症的风险，建议少吃甚至不吃红肉，以素食为主，而另一些人认为红肉中含有丰富的血红素铁和其他营养素，是人体不可缺少的，应该多吃。两方人员就此争论不休。

食用红肉会增加人体患癌症的风险吗？

正方观点：一些红肉富含较高的饱和脂肪酸，可以导致体内胆固醇水平的升高。国际癌症研究基金和美国癌症研究协会的专家组进行系统评估之后，于2007年得出红肉或腌肉可能会导致某些癌症发生的结论。他们在报告中指出：有证据证明红肉、腌肉和直肠癌之间存在关联，它们与肺癌、食管癌、胃癌、胰腺癌和子宫内膜癌的发生关系不大，但不能完全排除。

反方观点：癌症是个复杂的过程，是很多因素影响下的结果，仅靠观察并不能说明红肉就是导致癌症的因素。并且这类研究均依赖受试者回忆他们曾经吃过何种食物，并没有排除其他因素的影响，因而无法精确印证食物和疾病之间的因果关系。

以白肉为主的饮食建议科学吗？

正方观点：美国研究人员发现摄入较多血红素铁似乎有食管癌和胃癌增加风险，摄入较多锌会降低这种风险。此外，红肉中的饱和脂肪酸会引起结肠癌、乳腺癌和心脏病，而白肉中饱和脂肪酸含量较少，多以不饱和脂肪酸为主，有利于预防这类疾病。因此，平时可以以鱼、虾等白肉为主，尽量减少红肉的摄入。

反方观点：据最新的中国居民营养与健康状况调查显示，目前缺铁性贫血仍然是很多地方的普遍问题，如果拒绝红肉的摄入，意味着拒绝铁这种矿物质的摄入，这样会更加重缺铁性贫血的发生。并且，红肉中还含有其他丰富的营养素，不能仅仅因为饱和脂肪酸的危害而拒绝更多的营养素。据美国《精神疗法与身心医学》杂志刊登的澳大利亚一项研究发现，摄入红肉太少的女性更容易罹患抑郁症和焦虑症等心理疾病。

其实，世界上完美无害的食物是不存在的，每一种食物都既有优点又有缺点，不能仅仅只看到这类食物的缺点就拒绝它。适当合理的摄入量非常关键，只要摄入量在健康合理的范围内，就不会增加对机体的损害。红肉类摄入量控制在每天70～100 g，尽量不食用火腿、香肠、腊肉等加工肉制品，避免烧烤、煎炸等烹饪方式，选择蒸、煮、炖等方法，并配合食用新鲜蔬菜、水果、主食类，做到饮食均衡，这样既能保证每天人体的营养需要，又能避免增加患疾病的风险。

（作者系四川省营养学会青年工作委员会委员、四川省人民医院临床营养科营养师）

水果好吃但要控量

／邓红

《中国居民膳食指南（2016）》的发布为大家的日常膳食给出了建议。这份指南与 2009 版的指南相比有了一些变化，其中一个变化是，一天水果的推荐摄入量将 2009 版指南的 200～400 g，调整到了 200～350 g。为什么会减少？难道水果不是吃得越多越健康吗？

品种繁多的水果含有丰富的营养物质，其所含成分有水分、糖类（碳水化合物）、钾、镁、维生素 C、胡萝卜素、膳食纤维等，以及酚酸类、黄酮类、花青素类、原花青素类等多种有益健康的植物化学物质，并且食用方便，无需烹调，营养损失少，是平衡膳食的重要组成部分，的确对健康有积极作用，但糖分高的水果要

适量吃，建议大家尽量多选择含糖量较少的水果，特别是需要维持健康体重的人。这是由于现在的水果一般含有更多的糖类，主要是葡萄糖、果糖和蔗糖，可提供不少的能量，因其可口通常易多吃，这是导致机体能量失衡的一个重要原因。

另外，市场上常见的瓶装果汁、水果罐头、果干、果脯等水果制品要少吃。果汁的加工过程会使鲜果中的维生素 C、膳食纤维等成分有一定损失；糖水罐头加工中需要加入糖；果脯是将鲜果糖渍而成，维生素损失大，糖含量高；果干是经过脱水处理而成的，因浓缩而糖含量大幅度提高，某些果干在加工过程中还要额外添入糖，这又进一步提高了糖的含量。因此，水果制品是不能代替鲜果的。

水果的糖类含量与水果的种类、品种和成熟度有关，可以参考不同水果的糖类含量和水果制品营养标签中碳水化合物或糖的含量，来采购水果及控制摄入量。

（作者系四川省营养学会烹饪营养分会委员、四川旅游学院食品学院教授）

"七招"有效控油、盐

/余雪梅

中国营养学会发布的《中国居民膳食指南 (2016)》中推荐:培养清淡饮食习惯,少吃高盐和油炸食品,并建议成人每天摄入食盐不超过 6 g、烹调油不超过 30 g。

可以发现,《中国居民膳食指南 (2016)》中对于食盐和烹调油每日用量的建议,对于号称"好吃嘴"的四川人来说很难做到,因为缺油少味的菜难做。那怎么办呢?别急,下面教大家几个小窍门来减少烹调中的油和盐的使用。

铁锅换成不粘锅。不粘锅和普通铁锅的用油量差别很大。利用不粘锅不粘的特点,我们在炒菜时可以减少烹调油的用量而不影响菜品质量。

烹调方法要改变。在烹调方法上,懂营养学的人士多选择蒸、煮、炖和凉拌,少煎炸和炒,比如清蒸鱼、丸子汤、肉片汤、水煮菜、凉拌三丝等。这样的烹调方法可以避免烹调油的使用,只需要在菜品中添加一点点芝麻油或辣椒油就可以了。

肉丝肉片先水滑。水滑是将肉类加工成丝、丁、片状,经码味上浆,再放入沸水锅中滑熟后捞出,然后在油锅中轻轻滑炒成菜的烹调方法。宜选用含水量多、质地鲜嫩、无骨的动物性原料,否则成菜达不到滑嫩的质感,如猪里脊肉、牛里脊肉、鱼肉、虾肉、鸡脯肉、猪腰、猪肝等。这种技巧不仅可保证肉质鲜嫩,而且用油量可以大大降低。

用好蘸水碟。烹调时可以选择蒸、煮或炖，再配上一个蘸水碟，既保持了食材本身的风味，又可以大大减少食盐的摄入。

少吃含钠量高的调味品或食品。调味品中如味精、鸡精、酱油、各种酱、调味包等都是高盐高钠；食品中如腊肉、泡菜、火腿、虾皮、话梅、椒盐花生、薯片等含钠量也高。所以在选择调味品和食物时千万不要忽视这些看不见的钠盐。推荐大家使用低钠盐或低钠酱油，可以减少钠的摄入。

改变味型少放盐。平时做菜时可以选择一些糖醋味型，如糖醋排骨；或选择自带香气的蔬菜，如洋葱、甜椒、西红柿、香菜、香菇等，这样烹调时少放盐也不会影响口感和食欲。

习惯养成需坚持。控油、控盐是预防和治疗高血压、心血管疾病、糖尿病等慢性病的重要手段。为了自己的健康，请您从现在的每一餐开始，并坚持 3 个月，让健康的饮食习惯成为生活的一部分。

（作者系四川省营养学会会员、四川省人民医院主治营养师）

自己做饭更健康

/范志红

生活富裕了，节奏加快了，不愿意在家做饭的人越来越多了。在大城市的年轻居民当中，每周在家吃饭不超过 3 天的人占了相当大的比例，会做饭、做菜的年轻人越来越少。

可是，远离家庭厨房的饮食生活是否健康呢？美国的一项研究提供了具体的数据。这项研究共调查了 1 700 多名年轻男女，分析这些人的膳食之后发现，在自己做饭的人当中，有 31% 的人每天能吃到 5 份以上的蔬菜和水果，虽然这个数据不是很让人满意，但在不做饭的人当中，每天能够吃到 5 份以上蔬菜和水果的仅仅占 3%！最后研究者得出结论：自己做饭更健康。

有足够多的研究表明，依赖快餐饮食非常让人担心。国内、国外的调查结果都一样：和家庭制作的食物相比，快餐中含有更多的饱和脂肪酸和盐分，而蔬菜、水果的数量严重不足。美国有研究发现，在外用餐的次数越多，社区环境中的快餐店越密集，肥胖、糖尿病的患病风险就越高。

或许年轻的时候，人们总会任性，觉得健康不是那么重要的事情，但是，不肯自己在家做饭，吃不到营养合理的食物，可能会影响到生育能力和未来孩子的身体素质。而一旦成为孩子的家长，就更不能随意应付每一餐了。给孩子提供营养合理的食物，培养孩子的良好饮食习惯，是父母义不容辞的责任，决不能为了自己省事，用快餐和低营养价值的零食来喂养孩子。

不仅孩子小的时候要在饮食上细心照顾和引导，即便孩子已经上学，能够自己进餐了，父母也要陪同孩子一起吃饭。国外研究证明，全家一起吃晚餐，可以降低青少年很多风险行为的发生率，包括喝酒、抽烟、吸食大麻和其他毒品、攻击性或暴力行为、精神心理问题以及进食混乱症等。在2793名美国中学生中所做的研究发现，和家人分享晚餐有利于孩子的身心健康，一起吃早餐也有利于提高膳食质量。在家吃早餐的孩子有较高的水果摄入量、全谷摄入量和膳食纤维摄入量，因而发生肥胖的风险较低。

凡是重要的事情，我们总是有时间去做。所谓没时间，不过就是因为"不重要"而排不上日程罢了。如果真的在意自己和家人的健康，那么，健康生活的第一大要务，就是投入时间和精力，下功夫学习基本的烹调技能，用新鲜的食材给自己和家人制作营养均衡的三餐。

（作者系中国农业大学食品学院营养与食品安全系副教授）

早、晚餐营养的合理搭配

/ 李陈书鸣巧

在这个快节奏的时代，很多人选择在早餐店随便买早点吃；中午在单位吃工作餐，有啥吃啥；晚上下班归家，终于可以自己做顿好吃的犒劳一下自己，但又有专家说晚餐要吃少，那一日三餐我们究竟该如何吃？其实无论选择在家中吃还是在外就餐，只要做到合理搭配，吃上一顿营养的餐点并没有那么难。现在我们以早餐和晚餐为例，来说说如何合理搭配营养。

早餐

一顿营养的早餐是一天生活的开始。对于近 10 个小时不停消耗能量却没有得到补充的身体而言，早餐格外重要。在早餐的选择上，我们强调碳水化合物充足、蛋白质丰富，尽可能搭配蔬菜、水果。若你习惯中国传统饮食，那么一碗杂粮粥、一个煮鸡蛋，再配上两盘蔬菜便是不错的选择，若能再加上一些蒸煮的粗粮，像玉米、薯类等就更好了。有人说："我早上喜欢吃面条，该怎么吃呢？"那也好办，面条里加上一个荷包蛋，再烫些青菜进去就可以了。习惯在外就餐的人则可以选择豆浆，蔬菜包子，荞麦、玉米等粗粮馒头，鸡蛋等，省时的同时营养不"打折"。

当然，现在有很大一部分年轻人生活方式西方化，更倾向于选择西式的吃法，那同样也可以吃出健康。例如在牛奶里加上几勺燕麦片，另外煎一个鸡蛋，搭配两片全麦吐司，再来一个苹果就能为你一天的开始注入足够的能量；或是面包店里买一个全麦三明治，有肉有菜又有蛋，再买一杯热牛奶就足够了。

晚餐

一天的工作、学习结束了，晚餐如何吃呢？老话说，早上要吃好，中午要吃饱，晚上要吃少。晚餐如果吃得过晚或过饱，会给肠胃带来很多负担，长此以往，便会给身体带来很多负面影响。但是"少"不意味着敷衍了事，尤其是很多爱美的女孩儿和一些"养生"的人，晚餐是能省则省，这其实是不合理的。

晚餐的主食可以用粗粮来代替，如红薯、山药、芋头、玉米等，蒸得软软糯糯，好吃又健康；若想方便一点也可以煮上一碗荞麦面条，里面加上各种各样的蔬菜，再加几个肉丸进去，营养美味就都有了。在配菜方面，荤菜建议以好消化的肉类为主，如鱼、虾、瘦肉类等，当然别忘了搭配几个清淡的蔬菜或一锅菜汤。这样的晚餐既不会给身体带来负担，又能提供丰富的营养，还不会发胖，实乃一举三得。

（作者陈书巧系四川省营养学会会员，李鸣系四川省营养师协会副会长、四川大学华西公共卫生学院副教授）

外卖里的养生之道

/ 李陈书鸣巧

在这个快节奏的生活时代，外卖成了很多人吃饭的新选择。但外卖虽然方便快捷，却容易"吃掉健康"——外卖送来的餐点（简称"外餐"）最普遍的缺点是"两高两低"，即碳水化合物含量高、油盐含量高、蛋白质含量低、维生素含量低。下面，我们就来看看如何将"外餐"吃得健康一些。

碳水化合物含量高？选择粗粮或减半食用

对于米饭、面条、米线等为主的外餐，我们可以选择只吃一半。可是吃不饱怎么办？一方面，我们可以额外多增加一些粗粮的摄入，例如一根玉米棒、一个蒸红薯、一碟煮青豆等，这些食物无论是自己在家准备还是在外购买都十分方便；另一方面，我们还可以适当增加肉类和蔬菜、水果的摄入，帮助增强饱腹感。

油、盐含量高？主动选择清淡饮食

在点餐时，建议以清淡的菜式为主，清炒、炖煮、蒸制、白灼都可以。如果是外餐中本身油盐较重的菜肴，可以选择过水食用，以大大降低油脂和盐的摄入。

蛋白质含量低？巧妙选择优质蛋白质

外卖商家为了控制成本，一般肉类的数量会比较少。为了保证蛋白质的摄入量，我们可以多选择含鸡肉、牛肉、鱼肉的菜，额外多加一个鸡蛋、多点一份豆腐也是可以的。

维生素含量低？再加一份蔬菜

如今网上点餐都很灵活，很多网上订餐商户都设有"加菜"选项，在蔬菜搭配不够的情况下，建议多加一份或两份蔬菜。

总之，无论是在家吃还是吃外餐，只要我们知道健康饮食的原则，选择合适的食物，都能吃出健康。

（作者陈书巧系四川省营养学会会员，李鸣系四川省营养师协会副会长、四川大学华西公共卫生学院副教授）

"地中海膳食"模式好

/周
雪

合理的膳食模式是健康的保障，而地中海膳食模式被认为是理想膳食模式。

地中海膳食模式是指地中海沿岸国家的膳食模式，其特点是摄取丰富的新鲜蔬菜、水果，食用较多的鱼类及豆类，食用橄榄油，少食红肉等。国外大量研究均有力证实了地中海膳食对心血管疾病和糖尿病及各种癌症具有很好的预防作用。为何地中海膳食拥有如此神奇的效果？

摄取丰富的新鲜蔬菜、水果

丰富的蔬菜、水果构成了地中海膳食的主体，比如西红柿、青椒、洋葱、茄子。这类食物含大量的有益健康的纤维素、维生素 C、胡萝卜素、叶酸等，这些营养素最主要的功能就是降低心脏病和各种癌症的发病率。

食用较多的海鲜及豆类

地中海饮食强调主要的蛋白质来源是低脂肪的鱼、贝等水产品和豆类。特别是深海鱼的摄入（富含 DHA 和 EPA）有助于降低血液黏稠度和血压，保持正常的心率，提高对健康有益的高密度脂蛋白的水平。豆类是植物蛋白质的良好来源，研究发现地中海地区豆类的食用量是东方国家的两倍。

少食红肉

猪肉、牛肉、羊肉等统称为"红肉"，地中海地区居民只吃少量红肉，并主要吃瘦肉，有效地控制了脂肪的摄取。从流行病学证据来看，红肉确实不应该大量食用。

食用橄榄油

橄榄油的大量食用是地中海膳食最为突出的特点，做菜、拌沙拉都会用到。橄榄油的保健作用在于其卓越的抗氧化性和含有大量的单不饱和脂肪酸，其中的亚油酸能降血脂、降胆固醇，进而显著降低心血管疾病的发生。此外，富含的维生素 E 和多酚类物质是天然的抗氧化剂，可抑制自由基的形成，能预防乳腺癌、前列腺癌、肠癌等多种癌症的发生。

（作者系四川省营养学会青年工作委员会委员、四川省人民医院营养科主治医师）

补肺养生这样吃

/ 陈琼

古人称一年四季的特点为"春温、夏热、秋凉、冬寒"，秋季的天气逐渐凉爽干燥，在这个季节我们该如何养生呢？

中医认为"肺与秋气相应""燥为秋季之主气"，所以，从传统养生角度讲，秋季养生的重点是保护肺脏和预防"燥邪"对人体的侵害。立秋后是养肺、补肺或治疗肺部疾病的最好时节。养肺、补肺的常见食物有银耳、百合、猪肺、柿饼、枇杷等，而其中当季最好的非杏仁莫属。《本草纲目》中列举了杏仁的 3 大功效：润肺、清积食、散滞，对于干咳无痰、肺虚久咳等症（证）有一定的缓解作用。要注意杏仁的种类不同其功效亦不完全相同。杏仁分甜杏仁和苦杏仁，甜杏仁滋润补肺功效更强，可与薏米一起熬粥服用，也可和猪肺一起炖汤服用；苦杏仁因具有小毒一般在中药店出售，需在医生指导下服用。

秋季空气中的湿度下降，会导致人体皮肤干涩粗糙、鼻腔干燥疼痛或口燥咽干、大便干结等，这时就需要及时地采取预防措施以避免其发展为疾病。

首先，饮食养生保健的方法对"秋燥"有很好的预防效果，除要求饮食荤素搭配，品种多样，少吃肥肉，烟熏、腌制肉制品外，也要多吃一些多汁的蔬菜和水果，如黄瓜、西红柿、冬瓜、白萝卜、苹果、梨、葡萄、柑橘、甘蔗、香蕉、柿子、菠菜等。另外，宜少吃一些花椒、辣椒等辛热食物，更不宜吃烧烤食品，以免加重"秋燥"症状。

其次，预防"燥邪"的饮食要适当增加水的摄入，全天水量1800ml左右，可采取"五一二"饮水方法："五一"的意思是五个1杯，即早上起床半小时内喝1杯白开水，早餐时喝1杯豆浆，午餐时饮1碗汤，晚餐时喝1碗粥，睡前半小时喝1杯牛奶；"二"的意思是上、下午各饮2杯茶。

另外，秋季来临之时，人体内的维生素A储备容易减少，如不及时补充，到了冬春季容易发生视力下降、眼睛干涩、呼吸道感染之类的问题。因此要多吃橙黄色蔬菜，如南瓜、胡萝卜、西红柿等。秋天也是保护肠胃的关键时期，早上一碗热粥，不但可以让肠胃得到滋养，减轻消化系统的负担，也能补充营养，为一天的工作养精蓄锐。对此，玉米粥、南瓜粥、红薯粥、红枣糯米粥等都是不错的选择。

（作者系四川省营养学会会员、解放军第四五二医院临床营养科营养师）

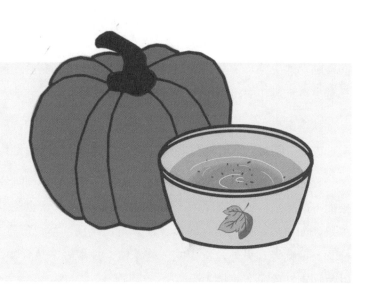

"消火清肺" 食物推荐

/周雪

春节期间，亲朋好友聚在一起，在享受各种美味佳肴的同时，也有可能导致"上火"。以下这些食物能帮你"消消火"。

莲子汤。莲子30 g(不去莲子心)、栀子15 g(用纱布包扎)，加冰糖适量，水煎，吃莲子喝汤。

芹菜粥。新鲜芹菜60 g（切碎）、粳米100 g，放砂锅内加水如常法煮粥，每日早晚温热服食。

百合银花粥。百合50 g，银花6 g，焙干研成细末；粳米100 g。先将粳米淘净，煮至粥浓稠时再放百合煮10分钟，起锅前放入银花细末及适量白糖即可食用。

枸杞山萸汤。猪腰2只，枸杞子、山萸肉各15 g，共放入砂锅内煮至猪腰熟透，吃猪腰喝汤。

哪些食物能清肺、润肺呢？

银耳。银耳被称为"穷人的燕窝"，燕窝虽补，但价格昂贵，而银耳无论颜色、口感、功效都和燕窝相似，价格便宜。

橄榄。有清肺、利咽、生津、解毒的作用。

枇杷。有润肺、止渴、下气之功，可治疗肺痿咳嗽、吐血和烦渴等。

无花果。肺热、声音嘶哑时，服用冰糖水煎无花果，可起到去火消哑的作用。

百合。百合味甘，性微寒，归心、肺经，具有养阴润肺、清心安神、润肺解渴、止咳止血、开胃安神的功效。

梨。梨是最常见的清肺食物，可以将它蒸着吃，可以煮汤，还可以捣泥成梨糕，可清肺，治疗咽喉痛效果极佳。

罗汉果。用罗汉果泡茶饮用，有清热利咽作用，可治疗百日咳、肺热咳嗽、咽喉炎、口干舌燥等，是理想的保健饮品。

白萝卜。清肺润喉，是中医食疗经常选用的，生吃效果好，榨汁饮用效果更佳。

（作者系四川省营养学会青年工作委员会委员、四川省人民医院营养科主治医师）

轻断食——健康饮食新趋势

/吕晓华

随着时代发展，我们的饮食习惯发生巨大的变化，也造成每天摄取的能量超标问题。由英国医学博士麦克尔·莫斯利发起的一种新的减肥方法——轻断食，迎合了低能量的饮食趋势。许多证据表明，轻断食带来的好处远不止于瘦身减肥，同时还有保护大脑，抗衰老；控制糖尿病，降血糖；排毒，净化体内各脏器；提高免疫功能；远离癌症；改善情绪，抗抑郁和延年益寿等功能。

什么是"轻断食"？

轻断食也称"5/2 断食法"，即一周内，挑出不连续的两天断食，其他五天正常饮食。轻断食的两天允许女性摄入 500 kcal、男性摄入 600 kcal 能量的食物，宜选择一些蛋白质含量高但血糖指数低的食物，不建议全面禁绝碳水化合物，同时尽量避免食用高能量、高血糖指数的食物。

轻断食日的饮食安排

碳水化合物。碳水化合物对血糖的影响大，血糖升高会导致胰岛素浓度变高，从而让身体储存脂肪；碳水化合物供给能量、解毒和节约蛋白质的功能不可忽略，因此不建议轻断食日全面禁绝碳水化合物的摄入，应挑选血糖指数低的食物，比如燕麦、糙米等食物。

蛋白质。补充适量蛋白质，可保持肌肉健康、保护细胞功能、调节内分泌、促进免疫力、增强体力等，但不建议在轻断食日只摄取蛋白质。轻断食日应将蛋白质纳入允许的能量额度之内，选择优质蛋白质，如清蒸白水鱼、去皮鸡肉和虾等。

脂肪。轻断食日应选择低脂食物及低脂烹饪手法。据《中国居民膳食指南（2016）》，每人每日烹调油量为25～30 g，轻断食日在尽量保证食物风味的前提下，减少脂肪的摄入。如用少油或无油烹调方法；用低脂鸡肉、牛肉代替猪肉；适当以豆制品代替动物肉类；食用白菜、黄瓜、海带等低脂食物。

矿物质。轻断食日应减少食盐的摄入，采用低盐饮食烹调方法，如后放食盐、用酸味代替咸味等。同时，富含钙、镁的食物也可适量食用，如脱脂纯牛奶和坚果等。

维生素。轻断食日应适量摄入维生素丰富的食物，如富含B族维生素的全麦食品、富含维生素C的草莓等食物。

（作者系四川省营养学会理事、四川大学华西公共卫生学院教授）

老年人需防营养缺乏

/阴文娅

老年人由于年龄增加，器官功能出现不同程度的衰退，会影响摄取、消化、吸收食物营养的能力，容易出现营养不良、贫血、骨质疏松、体重异常和肌肉衰减等问题，同时也极大地增加了慢性疾病发生的风险。因此在一般人群膳食宝塔的基础上，老年人在膳食方面应做到少量多餐，主动足量饮水，摄入充足食物，预防营养缺乏。

摄入充足的食物。老年人每天应该摄入 12 种及以上的食物。其中膳食能量的摄入主要以体重来衡量，对于高龄老年人和身体虚弱以及体重出现下降的老年人，应注意增加餐次，常换花样，确保摄入充足的食物。

进食中要细嚼慢咽。老年人的食物制作要细软，进食过程中要细嚼慢咽，防止呛咳和误吸。

保证获得充足的优质蛋白质。老年人要吃足量的肉，如鱼、虾、禽肉、畜肉等动物性食物；每天喝奶，若乳糖不耐受可以考虑饮用低乳糖奶或酸奶；吃大豆及其制品，增加蛋白质的摄入量。

合理利用营养强化食品。老年人要合理利用营养强化食品或营养素补充剂来弥补膳食摄入的不足。具体可根据自己身体需要和膳食状况，在营养师的指导下，选择适合自己的强化食品或营养补充剂。

预防贫血。帮助老年人合理调整膳食结构，积极进食，以保证能量、蛋白质、铁等营养成分的供给，提供人体造血的必需原料。

合理选择高钙食品。老年人要保证每天摄入300ml鲜牛奶或相当量的奶制品，除了奶类，还可选用豆制品、海产品、高钙低草酸蔬菜、黑木耳、芝麻等钙含量高的食物。

（作者系四川省营养学会青年工作委员会委员、四川大学华西公共卫生学院副教授）

营养与疾病

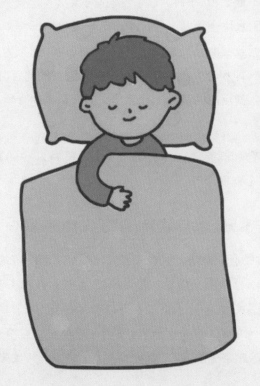

巧用"血糖指数"控制血糖

成吕晓果华

血糖指数（GI），又称"血糖生成指数"，是 20 世纪 80 年代由加拿大营养师金肯斯首先提出的一个衡量碳水化合物对血糖反应的有效指标。它表示在禁食一段时间后（通常不低于 10 小时），同一受试对象摄入含有一定量（通常为 50 g 或 25 g）可利用的碳水化合物（不包括不可消化吸收的纤维素等）的食物与等量的参考食物（葡萄糖或白面包）相比，在一定时间内（通常为 2 小时）引起的血糖反应曲线下面积（即积分）的比值，即体内血糖应答的百分比。食物 GI 值是在观测人体进食后血糖反应的基础上计算出来的，是描述食物消化吸收速率、血糖应答的重要指标。

通常来讲，GI 值 ≤ 55 的食物为低 GI 食物，GI 值为 56～69 的为中等 GI 食物，GI 值 ≥ 70 的为高 GI 食物。

日常生活中，常见的低 GI 食物、中等 GI 食物、高 GI 食物有哪些呢？

常见的低 GI 食物有：果糖、豆类（黑豆、扁豆、鹰嘴豆等）、种子类（葵花籽、亚麻、芝麻等）、坚果类（核桃、腰果等）、完整的谷物（小麦、小米、燕麦、大麦等）、大部分蔬菜、大部分水果（苹果、杏、桃子、枣、橘子、梨等）、牛奶等。常见的中等 GI 食物有：全麦面包、小麦片（即食羹）、部分水果（香蕉、李子、菠萝、猕猴桃等）等。常见的高 GI 食物有：大部分主食（大米饭、小麦粉面条、馒头、烙饼、油条、糯米饭等）、白面包、玉米片、麦芽糖、烘烤马铃薯、个别水果（如西瓜）等。

研究表明，高 GI 膳食可引起体内胰岛素大量分泌，使胰岛素水平升高，出现胰岛素抵抗；而摄入低 GI 膳食可引起较低的血胰岛素水平，促使身体脂肪燃烧，减少脂肪存储。此外，低 GI 膳食可以较长时间地维持饱腹感，减少饥饿感，使能量持续而缓慢地释放，并改善肠道运动，促进粪便和肠道毒素排出，对控制肥胖、降低血脂、减少便秘等都有积极的作用。

针对糖尿病患者来说，应该如何利用食物的 GI 值来合理地安排饮食呢？

选择低 GI 食物和中等 GI 食物。糖尿病患者应尽量不食或少食单糖和双糖类食物，严格限制纯糖食品、甜点等的摄入量。

合理搭配食物。细粮的 GI 值较高，而粗杂粮的 GI 值较低，但适口性较差，可以将粗细粮搭配食用，这样既可以改善口感，又可以降低食物的血糖指数。

采用科学的烹调方法。制作面食时，烙饼的血糖指数比馒头低；熬粥时，加热时间不宜太久。

（作者吕晓华系四川省营养学会理事、四川大学华西公共卫生学院教授；成果系四川省营养学会副理事长，四川大学华西第二医院教授、博士研究生导师）

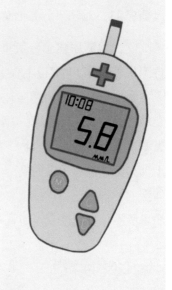

糖尿病患者主食吃什么？

/周雪

如果你肥胖、血压高、血脂高或者有糖尿病家族史、妊娠糖尿病（GDM）史，再或者你常感到口渴、多尿、乏力、体重降低、皮肤瘙痒、反复感染等，那你已经成为糖尿病危险人群。如果你在具备上述情况的同时，测得空腹血糖（FPG）$\geq 7.0\,mmol/L$，或者随机血糖$\geq 11.1\,mmol/L$，再或者餐后 2 小时血糖$\geq 11.1\,mmol/L$，那么你已经被诊断为糖尿病患者。

吃，对糖尿病患者很重要。长期以来，糖尿病患者吃多少主食的问题，一直困扰着大家。"听说主食主要是淀粉，在体内分解后会产生葡萄糖，所以，吃了主食血糖会'噌噌噌'往上涨，血糖高最好就别吃主食。"有不少糖尿病患者有这样的误解。可是，《美国糖尿病协会（ADA）糖尿病治疗指南》却说：糖尿病患者每天摄入碳水化合物不足 130 g，则会引起体内脂肪的分解导致饥饿性酮症。不仅如此，没有主食的供给，我们机体的蛋白质、脂肪长期过度分解，就会引起体重的下降、乏力，抵抗力也会跟着走下坡路，最后诱发各种感染。所以，糖尿病患者不仅要吃主食，而且要好好吃主食。

什么是主食？

主食是各种富含淀粉（碳水化合物）谷薯类的总称，面条、馒头、饺子、白面饼、大米、小米、玉米、米线等通通都是主食。此外，红薯、芋头、土豆、山药、白薯等也可算作主食。人体每天 55%~60% 的能量来源于主食。

如何正确吃主食?

糖尿病患者到底可以吃多少主食，如何吃主食？首先，需要在营养师的帮助下，根据自身的具体情况，制定出你所需要的总能量和每日的主食摄入量；其次，你的主食得有选择性，最好选用吸收较慢，对血糖波动影响较小的多糖类谷物，如玉米、荞麦、燕麦、莜麦、红薯等粗粮；最后，主食得粗细搭配着吃，才能既控血糖，又保健康。

既然粗粮那么好，糖尿病患者就只吃粗粮不吃细粮，行不行？不行，吃太多粗粮可能会增加胃肠的负担，且影响营养物质的吸收，长此以往会造成营养不良。那多吃粗粮，行不行？同样不行，粗粮也是粮食，同样含有能量，如果不加限制，会导致摄入的能量超过需要量，对血糖控制是极为不利的。

最后，提醒广大糖尿病患者朋友，要远离油炸主食，如薯条、薯片、油条、糖油果子这些食物。当然还别忘了多运动，这样才能保持理想体重，做一个健康快乐的"糖友"。

（作者系四川省营养学会青年工作委员会委员、四川省人民医院临床营养科主治医师）

高尿酸血症的饮食治疗

/陈怡

高尿酸血症就是血液中的尿酸浓度超过了正常标准，而尿酸是有机化合物——"嘌呤"在人体代谢的最终产物。高尿酸血症的危害最为人们熟知的是引起痛风，严重者可出现关节破坏、肾功能不全等。近年来，高尿酸血症和痛风发病率逐年增加，饮食治疗是不可缺少的重要治疗手段，主要方法如下：

低嘌呤或无嘌呤膳食。研究证实，高嘌呤饮食与血尿酸水平升高，以及反复的痛风发作相关。因此，高尿酸血症和痛风患者都要禁食嘌呤含量特别高的食物，畜、禽、鱼虾等肉类是富含优质蛋白质的重要食物，但也属于高嘌呤食物，高尿酸血症和痛风患者也应少吃，可用牛奶、鸡蛋代替部分肉类。由于嘌呤溶于水，食用肉类时，可先用较多量的清水炖煮，吃肉不喝肉汤，或将汤汁丢弃再烹调，以减少嘌呤的摄入。痛风急性发作期尤其要严格控制嘌呤的摄入，除上述食物，还要控制扁豆、黄豆、菌藻等嘌呤含量较高的食物。

限制饮食能量，结合适当的运动，控制体重。高尿酸血症和痛风患者多有肥胖，常伴发高血压、糖尿病、高脂血症等，相互影响。要减少每餐米、面等主食量，少吃甜食、饮料等，不吃高能量零食。适当的运动可减少内脏脂肪，增强体质，预防痛风发作，高尿酸血症和痛风患者应在无症状期做一些不太剧烈的运动，如游泳、打太极等等。肥胖者减重应循序渐进，要避免过度饥饿、减重过快，以免引起痛风急性发作。

控制脂肪和盐的摄入。脂肪可影响尿酸排泄，并可导致饮食能量过高。应少吃肥肉等；做菜时要少放油（尤其是动物油），不吃油煎油炸、油腻食物；采用低脂或脱脂奶等。由于患者常伴有高血压、肾病等，每天的食盐量应控制在2～5 g，少吃酱油、味精、鸡精、咸菜、泡菜等。

多喝水，多吃蔬菜、水果。大量的水分有利于尿酸盐结晶溶解，促进尿酸从尿液排出。每天应多饮水，使排尿量在1500 ml以上。蔬菜、水果含丰富维生素C，是碱性食品，有利于尿酸盐的溶解、排出，但不宜大量饮用果汁。

禁酒。酒精可引起体内乳酸累积、抑制尿酸的排出，饮酒尤其是饮啤酒、白酒与痛风发病有关，常会引起痛风急性发作。另外，痛风急性期更要严格禁酒。

（作者系原成都军区总医院营养科主任）

六个建议预防痛风

/成果

随着社会经济的发展和生活方式的改变，痛风的患病率呈逐年上升趋势，已成为一种常见的慢性非传染性疾病。长期嘌呤代谢紊乱，使肾脏不能将过多的嘌呤的代谢终产物——尿酸滤过并经尿液排出，从而造成大量的尿酸在血液中堆积，引起高尿酸血症。如果尿酸浓度达到饱和，会积聚在软组织及关节膜中，而引起痛风。

痛风的临床表现主要为四肢关节的疼痛，一般为足大蹈趾、踝关节及膝关节。急性痛风表现为夜间关节的红、肿、热及剧烈的疼痛。间歇期痛风发作主要为血尿酸浓度偏高。

近年来，我国高尿酸血症及痛风的患病率直线上升。患病高发人群为中老年男性和绝经后女性，且发病呈现年轻化趋势。高尿酸血症和痛风患者常伴有代谢异常，如肥胖、高甘油三酯血症、葡萄糖耐量异常和高血压等，并引起心脑血管疾病患病率和总死亡率增加。引起高尿酸血症的原因包括遗传、生活方式等因素，其中生活方式和饮食结构的改变是诱发痛风的主要因素。为减少这一现象，建议大家养成健康的饮食习惯和生活方式。

控制进食的食物种类：减少高嘌呤类食物的摄入，如肉类、海鲜、豆类和浓肉汤等。

限制总热量：蛋白质、脂肪和糖类食物的摄入量应适中，做到平衡膳食，合理搭配，防止营养过剩。

多饮水：饮水是促使尿酸溶解和排泄最有效而简便的方法。饮水应选用淡茶水、白开水、矿泉水，一般成人患者每日水摄入量以 2 500～3 000 ml 为宜，尿量保持在 2 000 ml 以上。

控制饮酒：尤其是啤酒，酒精容易使体内的乳酸堆积，对尿酸的排出产生抑制作用，易引起高尿酸血症和痛风。

控制体重：研究显示，体表面积、肥胖程度与血液中的尿酸含量成正比，所以要定期体检以控制体重在正常范围内。

不宜进行剧烈的体育运动：根据身体状况选择合适的体育锻炼项目，确定运动强度、时间，以防止乳酸堆积，对尿酸的排出产生抑制作用。

痛风和其他慢性疾病一样，是一种终身性疾病，但积极的治疗和生活方式的改善可以将其危害降到最低。因此，了解痛风的病因、预防措施和饮食调理是预防痛风的最适宜措施。

（作者系四川省营养学会副理事长，四川大学华西第二医院教授、博士研究生导师）

低嘌呤饮食能避免痛风？

/李硕

　　大多数痛风患者都知晓高嘌呤饮食会诱发或加重痛风，于是在日常饮食中严格限制此类饮食的摄入量，可痛风的发作频率却降低甚微，这是为什么呢？

　　控制高嘌呤食物的摄入的确是减少痛风发作的方法之一，但仅靠限制高嘌呤食物就可以减少痛风的发作吗？答案是否定的。机体嘌呤的80%来自自身合成，而外源性摄入（经食物分解产生）仅占20%，因此控制内源性代谢紊乱较控制外源性摄入更为重要。此外，尿酸排泄障碍也是导致高尿酸血症的原因之一。

　　那么，如何控制内源性嘌呤的产生，促进尿酸的排泄呢？

　　建立良好的饮食习惯，规律作息时间。三餐定时定量，不随意漏餐造成饥饿或暴饮暴食；作息时间规律，避免熬夜和过度劳累。

　　限制总能量，保持理想体重。首先，血尿酸值与身体质量指数（BMI）呈正相关，相较于超重和肥胖，正常的体重可以改善胰岛素的敏感性，增加肾脏对尿酸的排泄。其次，减重应循序渐进，避免过度节食或禁食，使机体产生酮体，竞争性抑制尿酸排泄。

　　限制脂肪摄入。脂肪可减少尿酸的正常排泄，日常膳食中需限制肥肉的摄入，并用蒸、煮、炖、煲、焯等用油量少的烹调方法。

　　禁忌酒类。乙醇代谢可使血乳酸浓度升高，乳酸可抑制肾小管分泌尿酸，使肾排泄尿酸效率降低。此外，啤酒和黄酒本身含嘌呤较高，可增加血尿酸浓度。

限制高果糖的食物。一次性摄入果糖（超过 50 g）可抑制尿酸排泄，日常需限制含果糖丰富的饮料、蜂蜜、草莓汁或橘子汁等。

增加日常饮水量。每天的饮水量应保持在 2 000 ml 以上，以保证每日尿量充足，使尿液稀释，促进尿酸的排泄。

正确的饮食措施是痛风非药物治疗的核心，其目的不仅是为了降低血尿酸水平、减少痛风急性发作，更重要的是促进及保持理想的健康状态，预防及恰当管理痛风并发症。

（作者系四川省营养学会理事、解放军第四五二医院临床营养科主任）

痛风患者的膳食营养

/ 柳胡
园雯

痛风是一种单钠尿酸盐（MSU）沉积所致的晶体相关性关节病，与嘌呤代谢紊乱及（或）尿酸排泄减少所致的高尿酸血症直接相关，属于代谢性风湿病范畴。痛风可并发肾脏病变，重者可出现关节破坏、肾功能受损等情况。饮食营养治疗是高尿酸血症及痛风患者的生活方式干预的重要措施之一，其作用已得到广泛认可。下面为大家说说痛风患者的膳食营养知识。

痛风的分期

原发性痛风的自然病程包括四个阶段：无症状性高尿酸血症期、急性痛风性关节炎期、间歇期、痛风石与慢性痛风性关节炎期。

营养与痛风

营养因素与痛风的发生有一定的关系。

高嘌呤食物摄入过量。从食物中摄取嘌呤的多少，对机体尿酸的浓度影响较大。当嘌呤摄入过多时，可使肾脏功能减退及尿酸排泄障碍患者血液中尿酸水平明显升高，甚至引起痛风急性发作。不同食物所含嘌呤的量差别很大，患者应根据自身病情在医生指导下选择食物。食物中嘌呤的含量规律为：内脏＞肉＞鱼＞豆干＞坚果＞叶菜＞谷类＞水果。

过量饮酒。血尿酸值与饮酒量有密切关系，研究显示血清尿酸值与饮酒量呈高度正相关。嘌呤含量依酒精含量和种类不同而各异，一般规律为：陈年黄酒＞啤酒＞普通黄酒＞白酒。

产能营养素影响。产能营养素包括蛋白质、脂肪和碳水化合物。动物性食物所含嘌呤比植物性食物高，因此，应以植物蛋白质的摄入为主。高脂饮食易导致能量过剩，脂肪在体内积聚，引起胰岛素抵抗，易继发引起痛风。碳水化合物是痛风患者能量的主要来源，但因高尿酸血症患者多超重，应适当控制碳水化合物的摄入量。体重控制应循序渐进，以防能量不足导致脂肪分解产生酮体等酸性代谢产物，抑制尿酸排泄，从而诱发痛风。此外，蜂蜜等含果糖较高的食物，也能增加尿酸生成。

维生素与矿物质。维生素与痛风有着密切的关系，B族维生素、维生素C、维生素E缺乏时易导致尿酸排泄减少，诱发痛风；摄入大剂量维生素B_1和维生素B_2可干扰尿酸的正常排泄，使尿酸排出减少；维生素C大量摄入可能降低秋水仙素的镇痛效果，应避免大量摄入。矿物质的严重缺乏，如钙、锌、碘、铁等缺乏可引起核酸代谢障碍，嘌呤生成增加，诱发痛风；铁摄入过量或铁在体内过多积蓄也可影响尿酸合成与排泄，诱发痛风。

超重及肥胖。肥胖者易发生高尿酸血症和痛风，体重与高尿酸血症呈明显正相关，青年时期体重增加是痛风发生的危险因素。

高尿酸血症的发生与体重、体脂率、腰臀比等呈正相关，故超重及肥胖患者应注意限制总能量的摄入，以达到并保持适宜体重。若欲减轻体重应遵循循序渐进原则，体重减轻速度以每月减少 0.5～1.0kg 为宜。

碳水化合物作为能量的主要来源，可防止脂肪组织分解及产生酮体，并有利于尿酸盐排泄。因此，应摄入足够的碳水化合物，同时尽量减少果糖摄入。除此之外，还应该注意低脂饮食；避免食用辣椒、胡椒、芥末等刺激性调味品；避免饮酒，尤其是啤酒；肉类食物烹调前应先加水煮沸，弃汤后再行烹调；摄入足够的维生素（如B族维生素和维生素C）以及钾、钙、镁等矿物质；保证每日摄入足量的水分。

常用食物的嘌呤含量

食物中嘌呤含量差距较大，通常可将食物按嘌呤含量分为三类。

嘌呤含量较少的食物：每 100 g 食物中嘌呤含量 ≤ 50 mg。包括：大米、小米、玉米、面粉、土豆、花生、核桃、杏仁、牛奶及奶制品、鸡蛋、海参、枸杞、木耳、红枣等及大多数蔬菜和水果。

嘌呤含量中等的食物：每 100 g 食物中嘌呤含量 50～150 mg。包括：猪肉、牛肉、羊肉、兔肉、鸡肉、鸭肉、鹅肉、鳗鱼、鳝鱼、鲈鱼、鲤鱼、草鱼、大比目鱼、金枪鱼、虾、豆类及豆制品、麦麸、麦胚及芦笋、菠菜、蘑菇等。

嘌呤含量高的食物：每 100 g 食物中嘌呤含量 150～1 000 mg。包括动物内脏、脑花、凤尾鱼、沙丁鱼、白带鱼、白鲳鱼、鲭鱼、鲱鱼、鲢鱼、小鱼干、牡蛎、蛤蜊等及各种禽畜肉制得的浓汤和清汤。

不同时期痛风的膳食选择

急性痛风发作期。禁食一切肉类及含嘌呤丰富的食物，选择嘌呤含量很少的食物，可选择牛奶、鸡蛋、精制面粉、蔬菜、适量水果及大量饮水。

缓解期。可在全天蛋白质摄入量范围内，选择全蛋 1 个、瘦肉、禽肉类、鱼虾，合计每日小于 100 g。同时，注意肉类采用焯烫的烹调方法减少嘌呤摄入，严禁单次摄入大量高嘌呤食物。

（作者胡雯系四川省营养师协会会长、四川省营养学会副理事长、四川大学华西医院临床营养科主任，柳园系四川省营养学会青年工作委员会委员、四川大学华西医院临床营养科营养师）

不同贫血　膳食有别

／柳胡
园雯

缺铁性贫血

缺铁性贫血主要是由于铁摄入不足或丢失过多致使血清铁明显减少、贮存铁极度减少、血红蛋白和红细胞水平不同程度减低所引起的一种贫血。缺铁性贫血是常见的营养缺乏病，患者多为 6 个月至 3 岁婴幼儿、青少年、妊娠期和哺乳期妇女。

消除病因，摄入含铁丰富的食物。食物铁有两种来源，动物性食物中的血红蛋白铁及植物性食物中的非血红蛋白铁，人体对后者的吸收利用度极低，故补铁应以含血红蛋白铁丰富的食物为主，如动物肝脏、动物血、瘦肉、蛋黄等动物性食品，其他含铁较高的食物有芝麻、海带、木耳、紫菜等。另外，提倡使用铁制炊具。

高蛋白质饮食。蛋白质是合成血红蛋白的原料，应注意在膳食中适当补充，可选用瘦肉类、蛋、奶及豆制品等富含优质蛋白质的食物。偏食、素食主义者为防治缺铁性贫血应尽量纠正饮食习惯。

多吃蔬菜、水果。这类食物中丰富的 B 族维生素和维生素 C，可促进人体对铁的吸收，对防治贫血有很好的效果。因此，补充铁制剂的同时也应搭配维生素 C 片同时服用。

限制咖啡和茶。咖啡因以及茶中的鞣酸均可减少食物中铁的吸收。

巨幼细胞贫血

巨幼细胞性贫血是由于叶酸、维生素 B_{12} 缺乏或某些药物影响核苷酸代谢导致细胞核脱氧核糖核酸（DNA）合成障碍所致的贫血。

注意补充维生素 B_{12}。维生素 B_{12} 在植物性食物中基本没有，其丰富来源是各种肉类、动物内脏、鱼肉、蛋类。

多吃新鲜蔬菜，以增加叶酸摄入量。含叶酸丰富的食物有菠菜、油菜、小白菜、西红柿、花生仁、酵母发面食品、豆类及其制品，以及动物的肝、肾等。

改善烹调技术。烹调加工肉类时不要加碱，烹调温度不宜过高，因碱性和高温均会使维生素 B_{12} 遭到破坏，叶酸也极易被高温破坏，故烹调时不宜温度过高和时间过长。

多吃含蛋白质和铁丰富的食物。由此可保证营养平衡，改善贫血症状。

再生障碍性贫血

再生障碍性贫血指原发性骨髓造血功能衰竭综合征，病因不明，主要表现为骨髓造血功能低下、全血细胞减少引起贫血、出血、感染，可发生于各年龄段，老年人发病率较高。

高蛋白质、高能量饮食。蛋白质是各种细胞增殖、分化和再生的基础，由于再生障碍性贫血患者全血细胞减少，故在饮食方面需要补充足够的动物性蛋白质，如鱼肉、瘦肉、鸡肉、禽蛋、牛奶等。再生障碍性贫血常伴有感染、抵抗力下降，需要增加膳食能量，以应对机体的应激状态。

补充造血物质。再生障碍性贫血有反复出血的症状，易造成慢性失血性贫血，因此，膳食中应注重补充铁、叶酸、维生素 B_{12} 等。含血红蛋白铁丰富的食物有动物肝脏、动物血、瘦肉、蛋黄等动物性食品；叶酸广泛存在于新鲜绿色蔬菜、酵母、动物的肝和肾中，尤其是新鲜蔬菜含量最为丰富，需注意的是烹调时间不宜过长；肉类、动物内脏、鱼肉、蛋类是维生素 B_{12} 的良好来源。

补充含维生素类的食物。新鲜蔬菜、水果类食物中的维生素含量较高，多摄入此类食物，不仅有助于改善贫血，同时对预防出血也十分有益。

注意饮食卫生。由于机体免疫功能异常低下，极易发生感染，因此，烹调时一定要注意卫生，炊具、餐具要消毒，不吃生冷和不卫生的食物。

吃细软的食物，避免进食含鱼刺、骨碴等硬的食物而造成牙龈及口腔黏膜损伤。

（作者胡雯系四川省营养师协会会长、四川省营养学会副理事长、四川大学华西医院临床营养科主任，柳园系四川省营养学会青年工作委员会委员、四川大学华西医院临床营养科营养师）

腹泻患者的膳食原则

/饶志勇

腹泻是指每天大便次数增加或排便次数频繁，粪便稀薄，或含有黏液、脓血，或含有不消化的食物及其他病理性内容物。腹泻常伴有排便急迫、肛周不适、失禁等症状。腹泻常分为急性腹泻和慢性腹泻两种。

急性腹泻多由细菌或病毒感染、饮食中毒、食物过敏等引起，会导致脱水、酸中毒和休克。慢性腹泻则是由于肠的功能性或器官性病变，或与全身性疾病有关。如慢性炎症性肠病（溃疡性结肠炎和克罗恩病）、肠结核、肠道乳酶缺乏及慢性胰腺炎等均可引起慢性腹泻。慢性腹泻一般不出现脱水、酸中毒等并发症，但可导致水、电解质失调和营养缺乏。

导致腹泻的营养代谢因素

碳水化合物代谢。肠道内嗜酸性细菌增多，肠内碳水化合物食物过多，如红薯、土豆、黄豆、葱头等摄入过多，超过肠功能负担时，便会导致腹泻。

蛋白质代谢。由于患者缺乏胃酸，肠内腐败作用增强，有时对蛋白质丰富的食物咀嚼不充分、吃饭过快均可引起腹泻。

脂肪代谢。由于脂肪消化受到障碍，食物通过过快，胰液和胆汁进入肠内受阻而致腹泻。

腹泻的膳食原则

吃新鲜卫生的食物。

患者应养成进食平衡的膳食习惯，饮食要有规律，进食细嚼慢咽。

食物宜用精米、精面粉、鸡蛋、瘦猪肉、牛肉、猪肚、鱼、虾等。

烹调以煮、烩、蒸、汆为主，不用油炸或浓调味品。急性腹泻患者为了使肠道休息，水泻期应禁食，通过输液及时纠正水、电解质失衡。病情缓解后，逐步给予清流食（如米汤、藕粉等）、半流食、软食、普食。急性腹泻患者饮食应忌糖、牛奶。

慢性腹泻患者应及时应用肠内、肠外营养支持。饮食应逐步采用清流食——流食——厚流——无渣半流食——软食——普食。

腹泻患者禁食坚硬食物和刺激性食物，如辣椒、酒、芥末、咖啡等。

（作者系四川省营养学会临床营养分会主任委员、四川大学华西医院临床营养科教授）

控制好体重可降低乳腺癌复发概率

/饶志勇

乳腺癌是女性最常见的恶性肿瘤之一，其患病率在女性肿瘤患病中居首位。乳腺癌一般以手术治疗为主，放疗、化疗及内分泌治疗为辅。乳腺癌的治疗过程中，营养不良普遍存在，营养支持对改善肿瘤患者的生活质量、体力状态具有重要的作用，因此，放疗期间和放疗后患者的营养管理尤为重要。

一般情况下，应根据患者状况，酌情给予流质、半流质食物，以及适当的食物量和次数，不可勉强患者。饮食中宜增加一些滋阴生津的甘凉之品，如藕汁、梨汁、甘蔗汁、猕猴桃、甜瓜、枇杷等。化疗期间应选用高蛋白质、高维生素、低脂肪的食物，选择适合患者口味的食物，少食多餐，增加每天的总摄入量。此外，化疗药物可引起白细胞减少，可以多吃些富含蛋白质、铁、维生素的食物，如动物肝脏、瘦肉、大枣、桂圆、新鲜水果和蔬菜等。长期营养摄入障碍或高消耗的患者可以采用肠外营养支持治疗来改善营养不良的状况。

研究发现，体重增加和体重过重是乳腺癌复发和预后不良的重要因素，尤其是身体质量指数（BMI）超出正常范围者（> 25）或原来体重较轻而最近增加较快者，乳腺癌复发的危险性明显高于其他。另外，高脂肪膳食和饮酒会明显提高乳腺癌的复发概率。

乳腺癌康复期患者的营养

对于乳腺癌康复期的患者来说，营养和饮食因素十分重要。预防乳腺癌复发的营养和饮食原则为：

控制膳食总能量摄入，维持正常体重。

控制食物中脂肪的摄入量，避免高脂肪食物的摄入。脂肪种类包括动物脂肪和植物脂肪，两者比例应适当。

提高蛋白质的摄入量，多吃优质蛋白质，如豆类、鱼肉、鸡或其他禽类食物。

多吃新鲜的蔬菜、水果，补充天然维生素和纤维素，有条件的每天应吃 1～2 kg 的蔬菜、水果。

多吃海产食品，包括小鱼、小虾、海带等，以补充碘、硒、钼、锌等微量元素。

不吃霉变、腌制、油炸和熏烤的食品，不吃不易消化的、辛辣或刺激性的食品，禁忌吸烟、饮酒。

（作者系四川省营养学会临床营养分会主任委员、四川大学华西医院临床营养科教授）

肾病不同时期的营养治疗

/柳园

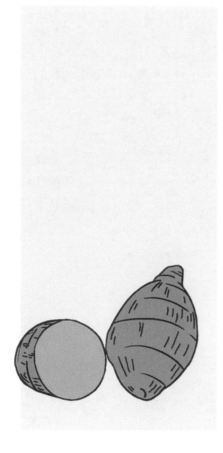

营养治疗是慢性肾病综合征治疗的重要方法，对非透析治疗的患者更是如此。营养治疗应在疾病早期，尚无明显分解代谢、尿毒症症状时开始，以便充分发挥疗效。

随着肾脏功能的减退，患者常伴有蛋白质和能量摄入不足、葡萄糖耐量降低、脂代谢异常、电解质紊乱、酸碱失衡等症状。不同类型的慢性肾病患者有不同的营养支持目的、营养需求和配方组成，尤其需要注意蛋白质、磷、钾、碳酸氢盐和活性维生素 D_3 制剂和铁的摄入量。现在就来讲讲不同时期肾病患者的膳食选择。

未行肾脏替代疗法的患者

限制蛋白质。据肾功能损害程度确定膳食蛋白质摄入量。肾功能损害不严重者，不需要严格限制蛋白质摄入量，以免造成营养不良。蛋白质的供给量各期有所不同，儿童患者的蛋白质限量最好不低于1.0 g/(kg·d)，以保证其生长发育的需要。在每日供给的蛋白质总量中，优质蛋白质应占50%以上。现在肾病患者间流行一种麦淀粉饮食，其原理是在每日蛋白质限量范围内，用含植物蛋白质极低的麦淀粉或其他淀粉全部或部分代替大米、面粉等主食，以满足能量的需要，将节约下来的蛋白质用高生物价的蛋白质食物补充，如鸡蛋、牛乳、瘦肉等。大米、面粉分别含植物蛋白6.8%和9.9%，而麦淀粉含植物蛋白0.3%～0.6%，因而，麦淀粉饮食可供给更多高生物价的动物蛋白质，减少低生物价的植物蛋白质，以提高膳食中必需氨基酸的供给量，降低非必需氨基酸摄入量。其他淀粉可来源于玉米、土豆、红薯、山药、芋头、藕粉、荸荠粉等。

值得注意的是，低蛋白质饮食时，能量必须供给充足，以提高蛋白质的利用率。一般可按30～35kcal/(kg·d)供给。

控制脂肪摄入量。控制患者血脂水平能防止动脉硬化和肾小球硬化。脂肪中多不饱和脂肪酸、单不饱和脂肪酸与饱和脂肪酸之比应为1:1:1，其中饱和脂肪酸不应超过1/3。因此，烹调时应多用植物油，膳食中可适当增加鱼类食物。

矿物质、维生素的摄入。患者存在水肿和严重高血压时，应限制钠的摄入；无水肿和严重高血压时，可不必限制钠摄入，以防低钠血症的发生；使用利尿剂或伴有呕吐、腹泻时，则应适当增加钠的摄入量。患者有高钾血症时，应限制饮食中钾的摄入量，慎用含钾量高的蔬菜和水果；近期若出现低钾血症，则要注意补钾。出现高磷血症时，饮食中磷应低于600mg/d，必要时给患者口服氢氧化铝或碳酸铝乳胶，可促进磷排出。同时，低蛋白质饮食可降低磷的摄入量。注意每日膳食中钙摄入量应为1400～1600mg，有利于防止血钙降低，必要时可补充钙制剂。铁、锌、水溶性维生素等容易缺乏，除在膳食调配时尽量补充外，还可适当补充维生素制剂。

长期肾脏替代疗法的患者

长期接受血液透析（HD）和腹膜透析（CAPD）治疗等肾脏替代疗法的患者，通常存在营养不良或营养不良风险，经口营养摄入量减少是最主要的原因。欧洲肠外肠内营养学会（ESPEN）推荐每日蛋白质摄入量为 1.2～1.4g/（kg·d），其中至少 50% 为优质蛋白质；推荐每日供给维生素 B_1 1.1～1.2mg、维生素 B_2 1.1～1.3 mg、维生素 B_6 10 mg、维生素 C 75～90 mg、叶酸 1 mg、维生素 B_{12} 2.4 μg、烟酸 14～16mg、生物素 30 μg、泛酸 5mg；并根据血钙、磷、甲状旁腺激素水平补充维生素 D。另外，根据年龄和体力活动量，每日能量摄入量为 30～40kcal/（kg·d），需注意补充由于透析导致的水溶性维生素的流失。

膳食的选择

宜用食物。可选用麦淀粉、藕粉、蜂蜜、白糖、凉粉、粉皮、粉丝等，土豆、白薯、山药、芋头、藕、荸荠、南瓜、菱角粉、荸荠粉、团粉等也可选用。根据疾病分期，在蛋白质限量范围内选用优质蛋白质食物，如鸡蛋、牛乳、瘦肉等。视患者血钾情况，适当选择蔬菜和水果。

忌（少）用食物。凡含非必需高氨基酸的食品，如干豆类、硬果类及谷类等应限制；高血钾时应慎用含钾量高的蔬菜和水果；忌用动物内脏、油炸食物等油脂类和刺激性食品；膳食少用盐和酱油。

（作者系四川省营养学会青年工作委员会委员、四川大学华西医院临床营养科营养师）

合理饮食是"成功老龄化"的根本保障

/饶志勇

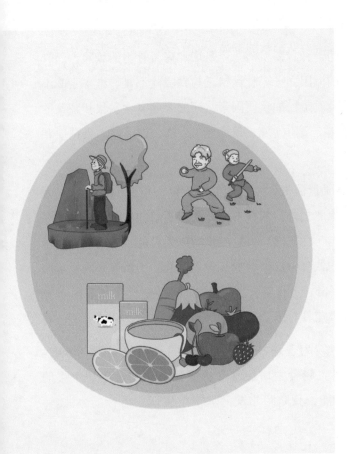

中国不仅是世界上老年人口最多的国家，也是人口老龄化发展速度最快的国家之一，人口老龄化给公民健康带来了巨大的挑战。老龄化不可避免，怎样让老年人快乐、幸福地度过老年时期，已逐渐成为老年心身医学领域的一个关注重点。

成功老龄化（SA）是指没有严重疾病和残疾，维持较高的体能和智能，能参加社会活动和生产活动，自我健康状况良好的衰老过程，即正常的与年龄相关的生理、心理和社会功能处于良好状况。

　　健康的生活方式、均衡的饮食、合理的身体活动在成功老龄化中发挥着有益的作用。营养是成功老龄化的基本保障，是健康老龄化的根本保障，营养指标应融合在健康老龄化各方面的维度中。有些研究认为与年龄相关的疾病或慢性疾病（糖尿病、心血管疾病、癌症、骨质疏松和肥胖），可以通过最佳饮食和营养来预防。合理的饮食和营养在慢性疾病的预防和成功老龄化中有着举足轻重的作用。

　　心脑血管疾病是一类严重威胁人类健康的疾病，全世界每年死于心脑血管疾病的人数高达 1 500 万人，有 50% 是 65 岁以上的老年人。因此，如何正确选择饮食影响着老人们的生活质量。地中海模式饮食对心血管疾病的预后有显著积极作用，它是以自然的营养物质为基础，强调多吃蔬菜、水果、鱼、海鲜、豆类、坚果类食物，其次才是谷类，并且烹饪时要用植物油（含不饱和脂肪酸）来代替动物油（含饱和脂肪酸），尤其提倡用橄榄油。

　　骨质疏松是多种原因引起的一种骨骼疾病，容易增加患者骨折的风险，而骨折的并发症是导致老年人死亡的原因之一。骨钙缺乏与钙吸收不良、维生素 D 不足和缺乏日晒有关。营养也是骨质疏松的重要因素，研究表明富含水果和蔬菜的饮食结构对骨密度有积极的影响，维生素 K、维生素 C、磷、钾、镁、蛋白质和钠对骨骼健康的维护也很重要。

　　肌肉减少症是因持续骨骼肌量流失、强度和功能下降而引起的综合征。人在衰老过程中会有肌肉损失，除此之外，营养不良和久坐不动的生活方式也与肌肉减少症有关。营养的介入使老年性肌肉减少症的预防成为可能。运动结合足量的蛋白质可增加肌力，并且应在饮食中注意增加富含亮氨酸的平衡性必需氨基酸（奶类及动物来源的蛋白质）。另外，进食富含抗氧化剂的蔬果、坚果及富含 ω-3 脂肪酸的饮食对于抵抗肌肉减少症具有重要的作用。

　　认知功能减退在老年人中较为普遍，它对老年人的身心健康都有影响，严重者会转变为阿尔茨海默病。膳食中增加富含抗氧化物质的蔬菜和水果的摄入可能是提高老年人认知功能、预防阿尔茨海默病发生切实可行的办法。

另外，中国一些独特的食物或膳食成分也有利于成功老龄化，如大豆、茶、黑米等。

（作者系四川省营养学会临床营养分会主任委员、四川大学华西医院临床营养科教授）